名家谈健康

《大众医学》杂志70年精华丛书

谈癌色变大可不必

值得珍藏的 100 个防癌抗癌
小知识

《大众医学》编辑部
汇编

上海科学技术出版社

图书在版编目（CIP）数据

谈癌色变大可不必：值得珍藏的100个防癌抗癌小知识/《大众医学》编辑部汇编. — 上海：上海科学技术出版社，2018.8

（名家谈健康）

ISBN 978-7-5478-4057-3

Ⅰ. ①谈⋯　Ⅱ. ①大⋯　Ⅲ. ①癌－防治　Ⅳ. ①R73

中国版本图书馆CIP数据核字（2018）第137164号

谈癌色变大可不必

值得珍藏的 100 个防癌抗癌小知识

《大众医学》编辑部　汇编

上海世纪出版（集团）有限公司
上 海 科 学 技 术 出 版 社　　出版、发行

（上海钦州南路 71 号　邮政编码 200235　www.sstp.cn）

上海盛通时代印刷有限公司

开本 787×1092　1/16　印张 11.5

字数：150 千字

2018 年 8 月第 1 版　2018 年 8 月第 1 次印刷

ISBN 978-7-5478-4057-3/R·1643

定价：30.00 元

序

2016 年 8 月，习近平总书记在全国卫生与健康大会上提出：没有全民健康，就没有全面小康，要把人民健康放在优先发展的战略地位。党的十九大报告也明确提出实施健康中国战略，为人民群众提供全方位、全周期的健康服务。要实现全民健康的宏伟目标，除了积极构建完善的医疗保障体系、提高医疗技术水平以外，必须大力推动医学科普工作，通过多种形式普及医学科学知识，提高人民群众的健康素养，促使其主动争取健康，做到未病先防、有病早治。

1948 年，裘法祖教授、过晋源教授等在上海创办了我国第一本医学科普杂志——《大众医学》。作为医学保健知识的传播媒介，《大众医学》在兼顾趣味性、通俗性、实用性的同时，始终牢牢把握"让医学归于大众"这个前提，坚持约请学有专长、拥有第一手资料的专业人员撰稿。许多医学界的老前辈、知名三甲医院的学科带头人都曾多次为杂志撰稿，宣传和普及最新医学科学知识。

在创刊 70 周年之际，《大众医学》编辑部从多年来积累的大量医学科普资源中，筛选出一批集权威性、科学性、通俗性、实用性于一体的优质科普文章，汇编成"名家谈健康"系列丛书。丛书涉及健康理念、常见慢性病防治、中医养生、女性保健等多个领域，汇集了数百位名医名家的优秀作品，通俗易懂、科学实用，是一套十分适合广大人民群众反复阅读、认真学习的医学科普参考书。

《大众医学》顾问委员会主任委员、中国科学院院士

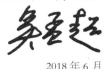

2018 年 6 月

前言

　　随着人们寿命的延长，生活方式和环境改变，癌症发病的风险也随之增加。癌症已成为中国居民死亡的主要原因，每 4~5 个死亡者中有 1 个死于癌症。具体到每个人，一生患癌症的风险竟然高达 22%。那么，应该采取哪些措施才可以减少癌症发生？如果不幸患了癌症，又应该怎样接受正规的抗癌治疗？本书从《大众医学》历年积累的大量肿瘤防治文章中，筛选出一批集权威性、科学性、通俗性、实用性俱佳的优秀文章，汇编成书。

　　现今已被证实有效的防癌方法甚多，诸如控烟以预防肺癌，注射乙肝疫苗以预防肝癌等，或是通过有效的早期诊断方法，如低剂量螺旋 CT 筛查肺癌，X 线钼靶摄片筛查乳腺癌等，以早期检出，早期治疗，提高疗效，降低死亡率。遗憾的是，许多人对各种癌症的早期症状知之甚少，或者根本不知道哪些诊断方法有助于早期发现癌症。因此，学习和掌握一定的癌症预防知识十分必要。本书为读者提供了全方位预防癌症的一些原则和建议，如都能做到，将能科学对待癌症。防癌之道就在每个人的手中，请选择健康的生活方式。

　　现如今，癌症患者的生存期不断延长，癌症也已经成为慢性病。但是，癌症仍是尚未攻克的重大疾病，死亡率居高不下。对于死亡的恐惧，让患者总是幻想能找到治愈癌症的"灵丹妙药"，躲过这一劫。结果，不仅耽误了正规的抗癌治疗，还浪费大量金钱。本书收集众多临床医生的经验累积以及国内外先进理念，娓娓道来，帮助患者消除抗癌认识误区，积极进行正规的抗癌治疗，降低癌症死亡率，延年益寿，提高生活质量。

《大众医学》编辑部

2018 年 6 月

鸣谢

（排名不分先后）

步召德　北京大学肿瘤医院教授

成文武　复旦大学附属肿瘤医院教授

陈裕充　上海市皮肤病医院主任医师

陈文鹤　上海体育学院运动科学学院教授

陈萌蕾　复旦大学附属肿瘤医院副主任医师

陈海泉　复旦大学附属肿瘤医院教授

陈浩泉　上海市肿瘤研究所研究员

陈健民　复旦大学附属华山医院教授

陈　震　复旦大学附属肿瘤医院教授

蔡东联　海军军医大学附属长海医院教授

蔡三军　复旦大学附属肿瘤医院教授

范志红　中国农业大学食品学院副教授

樊　嘉　中国科学院院士、复旦大学附属中山医院教授

傅　洁　复旦大学附属肿瘤医院教授

胡　震　复旦大学附属肿瘤医院教授

戈立新　上海市辐射环境监督站总工程师

葛可佑　中国预防医学科学院营养与食品卫生研究所研究员

—— 郭伟剑　复旦大学附属肿瘤医院教授

—— 郭小毛　复旦大学附属肿瘤医院教授

—— 顾美皎　华中科技大学同济医学院附属同济医院教授

—— 顾　晋　北京大学肿瘤医院教授

—— 宫立群　天津医科大学肿瘤医院主任医师

—— 洪燕峰　中国疾病预防控制中心教授

—— 黄连珍　华中科技大学同济医学院教授

—— 郝丽萍　华中科技大学同济医学院公共卫生学院教授

—— 韩宝惠　上海交通大学附属胸科医院教授

—— 姜明月　中国医学科学院肿瘤研究所教授

—— 姜　垣　中国疾病预防控制中心控烟办公室研究员

—— 季加孚　北京大学肿瘤医院教授

—— 耿珊珊　南京医科大学营养与食品卫生系副教授

—— 李兆申　中国工程院院士、海军军医大学附属长海医院教授

—— 李益农　北京大学第三医院教授

—— 李　洁　上海市食品药品监督管理局执法总队总队长

—— 李　进　同济大学附属东方医院教授

鸣
谢

—— 刘鲁明　复旦大学附属肿瘤医院教授

—— 厉曙光　复旦大学公共卫生学院教授

—— 陆　舜　上海交通大学附属胸科医院教授

—— 毛　颖　复旦大学附属华山医院教授

—— 马冠生　北京大学医学部公共卫生学院教授

—— 缪晓辉　海军军医大学附属长征医院教授

—— 孟志强　复旦大学附属肿瘤医院教授

—— 秦德兴　中国医学科学院肿瘤医院教授

—— 乔友林　中国医学科学院肿瘤研究所教授

—— 任国平　浙江大学医学院附属第一医院教授

—— 孙　燕　中国工程院院士、中国医学科学院肿瘤医院教授

—— 孙建纯　中国医科大学附属盛京医院宁养院主任医师

—— 施咏梅　上海交通大学医学院附属瑞金医院教授

—— 沈　洁　上海交通大学附属胸科医院教授

—— 沈镇宙　复旦大学附属肿瘤医院教授

—— 邵志敏　复旦大学附属肿瘤医院教授

—— 沈坤炜　上海交通大学医学院附属瑞金医院教授

—— 沈文礼　浙江大学医学院附属第一医院教授

—— 石一复　浙江大学医学院附属妇产科医院教授

—— 隋　龙　复旦大学附属妇产科医院主任医师

—— 施国明　复旦大学附属中山医院主任医师

—— 汤钊猷　中国工程院院士、复旦大学附属中山医院教授

—— 唐平章　中国医学科学院肿瘤医院教授

—— 唐丽丽　北京大学肿瘤医院教授

—— 王长利　天津医科大学附属肿瘤医院教授

—— 王耀平　上海儿童医学中心教授

—— 王　忠　上海交通大学医学院附属第九人民医院教授

—— 王宝军　国家棉纺织品检测中心高级工程师

—— 王理伟　上海交通大学附属第一人民医院教授

—— 吴孟超　中国科学院院士、海军军医大学附属东方肝胆外科医院教授

—— 吴　炅　复旦大学附属肿瘤医院教授

—— 吴肇汉　复旦大学附属中山医院教授

—— 吴小华　复旦大学附属肿瘤医院教授

—— 徐光炜　北京大学肿瘤医院教授

—— 许立功　复旦大学附属肿瘤医院教授

—— 许　玲　上海中医药大学附属龙华医院教授

—— 许良中　复旦大学附属肿瘤医院教授

—— 虞先濬　复旦大学附属肿瘤医院主任医师

—— 叶舜华　复旦大学公共卫生学院教授

—— 叶定伟　复旦大学附属肿瘤医院教授

—— 杨秉辉　复旦大学附属中山医院教授

—— 于　康　北京协和医院主任医师

—— 于世英　华中科技大学同济医学院附属同济医院教授

—— 于尔辛　复旦大学附属肿瘤医院教授

—— 赵泽贞　河北省肿瘤研究所教授

—— 赵　文　北京劳动保护科学研究院研究员

—— 赵一鸣　北京大学第三医院教授

—— 赵法伋　海军军医大学附属长海医院教授

—— 郑　莹　复旦大学附属肿瘤医院主任医师

—— 周　伟　复旦大学公共卫生学院教授

—— 朱　缨　国家棉纺织品检测中心工程师

—— 张　凯　中国医学科学院肿瘤医院教授

—— 张苏展　浙江大学医学院附属第二医院教授

—— 张新民　复旦大学附属华山医院主任医师

—— 章　英　复旦大学附属肿瘤医院主任医师

—— 章文华　中国医学科学院肿瘤医院教授

—— 周　俭　复旦大学附属中山医院教授

目录

预防篇 / 004

1. 得癌并非是"命中注定" / 002

2. "恐癌"不如"控癌" / 004

3. 防癌四条,老生常谈 / 005

4. 健康的生活行为可以防癌 / 006

5. 防癌"玉律"14 条 / 007

6. 防癌重要措施:积极干预癌前病变 / 009

7. 慢性感染:诱发癌症的"元凶" / 010

8. 遭遇感染:并不代表一定会得癌症 / 011

9. 预防胃癌:严防幽门螺杆菌"偷渡入境" / 013

10. 人畜同患一类癌,原是环境在作怪 / 014

11. 空气污染,戴上口罩 / 015

12. 装修后污染物:导致癌症发病增加 / 016

13. 染发之前细思量 / 017

14. 无线路由器,辐射有多大 / 019

15. 脑胶质瘤:与同侧、长时间使用手机相关 / 020

16. 平衡膳食:防癌的前提 / 022

17. 不宜用营养补充剂预防癌症 / 023

18. 防范重金属污染 / 025

19. "碱性食物抗癌"毫无依据 / 027

20. 小心水发产品中的甲醛 / 029

21. 多吃蔬菜、水果和全谷类食物 / 030

22. "隔夜菜致癌"的说法，尚缺乏科学证据 / 031

23. 少吃"腌""熏""霉"食物 / 033

24. 高温烹调，让人走近癌症 / 034

25. "老油"：食品中的"毒瘤" / 035

26. 避免食用高脂、低纤维素食物 / 037

27. "红肉致癌说"隐藏的 4 个关键点 / 038

28. 吸烟：肺癌的重要危险因素 / 040

29. 吸烟者：测一测你的吸烟指数 / 041

30. 为什么有的"老烟枪"不得肺癌 / 042

31. 不吸烟，不吸二手烟、三手烟 / 044

32. 不酗酒，不饮劣质酒 / 045

33. 喝红酒防癌，缺乏科学依据 / 047

34. 预防肝癌：贯彻两个"七字方针" / 048

35. 注意：胖人比瘦人更容易患癌 / 049

36. 天天运动：远离癌症威胁 / 050

37. 防癌症：将体质指数控制在健康范围的下限 / 051

38. 重视心理防癌作用 / 052

39. 笑口常开，快乐之人少生癌 / 053

40. 防癌症：不要"性乱" / 054

41. 警惕"家族性肿瘤"偷袭 / 056

42. "老来瘦"，要警惕恶性肿瘤 / 058

43. 女人：走出癌症防治误区 / 060

目录

44. 四项有益措施保护乳腺 /062

45. 预防宫颈癌，远离不洁性生活 /063

46. 女性不滥用"激素替代" /064

47. 准妈妈做得好，宝宝不生癌 /065

48. 防癌：坚持母乳喂养 /067

49. 新生儿接种乙肝疫苗 /068

50. 警惕，艳丽童装含致癌染料 /069

诊断篇 /071

51. 科技进步，使癌症早发现成为可能 /072

52. 还"舒服着"就要找医生看看 /074

53. 出现"疑似癌"应及时就诊 /075

54. 健康体检不等于防癌普查 /077

55. 健康体检难以早期发现癌症的 4 个原因 /078

56. 体检过度，当心放射线伤害 /080

57. 体检时，可检查肿瘤标志物 /081

58. 肿瘤标志物增高，并不表明患了恶性肿瘤 /083

59. 解读病理单上的肿瘤"信号" /084

60. 活检会不会引起癌症扩散 /086

61. 癌症早发现：不要过分迷信"PET/CT" /087

62. 把握癌症早发现的时机 /089

63. 肺癌早发现 /090

64. 乳腺癌早发现 /092

65. 肝癌早发现 / 095

66. 大肠癌早发现 / 098

67. 胃癌早发现 / 100

68. 宫颈癌早发现 / 102

治疗篇 / 105

69. 不要对癌症患者隐瞒"坏消息" / 106

70. 勇敢闯过癌症初诊"难关" / 107

71. 癌症治疗的"两大原则" / 109

72. 病急乱求医，难获好疗效 / 111

73. 综合治疗：1+1 ≥ 2 / 112

74. 肿瘤 MDT：为患者定制最优诊疗方案 / 114

75. 放化疗，必不可少 / 115

76. 癌症患者：不要等到山穷水尽，才想起中医 / 117

77. 中医中药，助癌症患者度过"化疗关" / 119

78. 当好癌症患者的家属 / 120

79. 癌症患者：营养障碍与实用对策 / 122

80. "吃"得好，肿瘤会越长越大吗？ / 124

81. 癌症患者要"减负" / 125

82. 癌症患者，进补有方 / 127

83. 肿瘤患者，虚证才能补人参 / 129

84. 帮助癌症患者走出心理误区 / 131

85. 患癌 5 年了能"脱帽"吗？ / 133

86. 癌症根治后仍需牢记"防癌建议" / 135

87. 与癌抗争，晚期癌症仍可积极治疗 / 137

88. "带瘤"，也可以美好生活 / 139

89. 靶向治疗：治疗癌症的新希望 / 141

90. 肿瘤免疫治疗：前景光明 / 142

名家名作：吴孟超院士谈肝癌治疗 / 144

名家名作：汤钊猷院士谈小肝癌的诊断与治疗 / 146

名家名作：樊嘉院士谈肝移植 / 147

康复篇 / 149

91. 不要盲目依赖"抗癌"食品、保健品 / 150

92. 切莫到处打听"偏方、验方" / 152

93. 别轻信"医托""治愈" / 153

94. 不要过度盲从"忌口" / 155

95. 中医治癌并非多多益善 / 156

96. 仙草"灵芝"，不是治癌"神"药 / 158

97. 谨慎网购、国外代购抗癌药 / 159

98. 疼痛发生后，不必咬牙"忍痛" / 161

99. 不要如临大敌，一味"圈养" / 163

100. 家属切忌过度关怀、过分"宠爱" / 165

预防篇

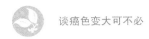

得癌并非是"命中注定"

在日常生活中，我们经常看见一些平素无不良生活习惯的体健者突患癌症的事情发生。"我平素未作恶，何以患癌？"，常成为这些患者骤闻此噩耗后的即刻反应。为此，坊间时有癌症乃"上天所赐"的惩罚之说。那么，得癌是"命中注定吗"？

患癌易感：解毒基因受损 + 长期频繁接触毒素

人体是由一百兆个体细胞所组成的有机体，各种细胞又各司其职，组成神经、呼吸、循环、消化等系统，统一而又协调地进行工作，维持生命的自主运转。而组成这个有机体的基本单位——细胞不是固定不变的，而是按照一套标准的作业程序——DNA，不断地复制、分裂……周而复始地进行，完成细胞的新陈代谢，保持机体的健康。但这些体细胞在不断复制的过程中，难免会出现偏颇，现已知约 100 万次会出错 1 次，这就造成所谓的基因变异。这些变异本身并不让人致病，但有缺陷后，可使人对某些事物的反应过度地敏感。例如，人体内的第二对染色体里有一个叫 CYP1B1 的基因，它主导体内的解毒功能，当该基因出现变异就会使人对一些毒素的代谢功能较差，假以时日，人就可能患病。

现已知导致肺癌的祸首与多环芳烃类化学物质有关，这些有害物质不但存在于香烟的烟雾中，也同样存在于汽车的尾气、厨房的油烟中，甚至常吃的烧烤食物中。当人的基因有变异而导致解毒功能受损时，这些毒素的不断累积，从而使人患癌的机会大增。由此可见，患癌与否与人体解毒基因是否受损，以及人接触毒素的强度及频度有关。也就是说，多环芳烃类物质为有害物质，受害与否，除与其接触的时间及剂量的强度有关外，还与机体自身的解毒功能强弱也有关。这就解释了为何同是烟民，而患肺癌者终究是少数。

特别提醒

后天基因变异也可能造成癌症

现已知，从不抽烟的肺癌患者以肺腺癌居多，惹祸的基因乃是表皮生长因子受体（EGFR），它控制人体内的细胞生长，一旦此基因发生变异，细胞的生长失控，使原本恪尽职守的体细胞子民，依旧不停地复制、分裂，周而复始地工作。只是，它复制出来的是癌细胞而非正常的体细胞。这会对机体造成极大的危害，这也就解释了为何不抽烟也能得肺癌。其实，肺癌、乳腺癌、前列腺癌等不少癌症的发病均有类同之处，但此基因变异乃来自后天，而非先天所致。

先天基因突变：预防性手术 + 药物可预防

现已知，除某些因先天的基因异常而导致的某些遗传性疾病外，有些肿瘤也可因先天的遗传而获得极大的患癌可能。例如，做双乳切除的国际巨星安吉丽娜·朱莉自身携带的 BRCA1 基因突变即是一例，此种突变的基因并非后天获得，而是先天遗传所致，携带此基因者患乳腺癌机会大增。所幸这类遗传性癌症的比例并不太大，以 BRCA1 为例，在乳腺癌患者中不超过 10%，携带有此突变基因者，固然不幸，但有机会可被检测到而事先加以预防，又是不幸中的大幸。随着癌症研究的不断进展，现已知在大肠癌患者中也有两个所谓遗传性基因突变，一是家族性多发腺性息肉，另一是遗传性非息肉性大肠癌，前者约占大肠癌的 5%，后者约占 10%。这种与遗传有关的癌症，一般发病年龄均较年轻。

或许有人认为，这种与遗传有关的癌症是命中注定，其实也并不尽然。前已述及的安吉丽娜·朱莉为何下决心切除乳腺呢？因为现已知道凡携带 BRCA1 基因者，随其年龄之增长，得乳腺癌的概率也骤增，至 70 高龄时几乎 80% 携带该基因的妇女均会患乳腺癌，所以使安吉丽娜·朱莉痛下决心，趁还未罹患乳腺癌及时将双乳切除，以预防乳腺癌的发生。现今的技术，通过基因检测完全可以获悉携带这些基因的信息，从而可采取各种防患措施，如采取预防性手术或药物干预等法，以防患于未然，也可借各种检测手段，在癌症的早期即被检出，从而经治疗改变其预后而获痊愈，改变其致死的命运。

2

"恐癌"不如"控癌"

在现实生活中，我们经常可以看见身边突然有人得了晚期癌症不治而亡；或发现癌症时较晚不能治愈。这不仅给癌症患者带来了心灵、肉体上的痛苦和经济负担，还会使尚未患癌的健康人对癌症产生恐惧心理，甚至整天惶惶不可终日。事实上，与其"恐癌"，远不如"控癌"，只有采取科学、健康的生活方式来预防癌症，做到癌症早发现、早诊断、早治疗，才能远离癌症，战胜癌症。

有些人并未患癌，但总认为自己患了这样或那样的癌，到处求医、检查、咨询，甚至走上极端道路。事实上，几乎每个人都会对癌症产生恐惧心理，这是人们对生命重视的正常表现，但是，这种恐惧的限度应该是短暂的，不可以影响正常生活。如果影响了工作、学习就属于"恐癌症"了，严重的需要药物治疗。

那么，"恐癌"者和癌症高危人群预防和控制癌症有哪些对策呢？归纳起来有以下几点：①以正确科学的态度来接受和学习癌症的科普知识，既要重视又要藐视它。②以良好的平常心态来面对和创造和谐生活，积极改善不良的生活习性，规避恶性刺激。③找到有癌症专业知识的医生或专业技术水平的医院咨询、体检。④做好职业防范。⑤适当锻炼身体，饮食有节、起居有常，形成规律。⑥配合相应治疗。

如此，相信"控癌"的预防效果就能达到，更多的人就会远离癌症，自然癌症也就变得不那么可怕了。

3

防癌四条，老生常谈

一个正常的细胞，长期在某些外因，包括物理性、化学性、生物性的因素作用之下，还要具有一定内因作为条件，才能发生变化：开始时有点增生，还有一部分慢慢化生，在这些阶段还是可逆的。但是，如果还继续作用下去，有一部分的细胞就变成了恶性细胞。这种恶性细胞一旦形成以后，就是我们常说的具有和正常细胞不同的过度增生能力，这样就逐渐形成了肿瘤。肿瘤可分为良性和恶性。我们一般所说的癌症是指恶性肿瘤。

从我们现有的大量资料来看，一个正常细胞转变成一个恶性细胞，需要经过很长的时间。云南个旧锡矿防治肺癌的经验表明，矿工职业性肺癌的形成大约需要 30 年。所以癌症不是急性病。很多人认为癌症是突然发生的，这种概念是不对的，慢性病需要有一个过程。我们说肿瘤的发生需要很长的过程，在此期间既可以预防，又可以通过检查早期发现，早期治疗，彻底治愈。

我从 60 岁以后就在各种可能的场合宣传我们总结的"防癌四条"。从反馈来看异议不多，但实际真正领会并且实行的比例有多少？所以需要反复由我"老生常谈"：一是远离致癌物质和改善不良生活习惯，二是每年进行有效的健康检查，三是治疗癌前病变，四是适当锻炼，保持身心健康。此外，下决心戒烟也很重要。吸烟不但会导致肺癌，吸烟还和其他癌有关系。

4

健康的生活行为可以防癌

研究发现，许多致癌物质就存在于人们的日常生活之中。为此，肿瘤学家提出"生活方式癌"一词，其意为癌症与许多不良生活行为相关，亦是一种"生活方式病"。

大量的研究资料显示：高脂肪饮食摄入过多与大肠癌、乳腺癌的发生关系密切，与前列腺癌、子宫内膜癌、胰腺癌也有密切关系；长期摄入高盐饮食、摄入大量腌制品，与食管癌和胃癌的发生有密切关系；长期缺少新鲜蔬菜与水果，与多种消化道癌的发生有关；霉花生、霉玉米中所含的黄曲霉毒素能引起肝癌，这已经在动物实验中证实。

吸烟是最重要的致癌因素，烟雾中已经被证实的致癌物质有 40 多种。吸烟的人与不吸烟的人相比，发生肺癌的危险高 8~12 倍、喉癌的危险高 8 倍、食管癌高 6 倍、膀胱癌高 4 倍、肝癌高 2 倍。嗜酒与肝癌、胰腺癌的发生也相关，喜欢嚼槟榔的人容易发生口腔癌。

个人生活行为也与癌症的发生相关，如多坐少动的人容易患大肠癌；早婚、多产、有多个性伴侣的人容易患宫颈癌；未生育与分娩后不哺乳的女性，患乳腺癌的机会多；情绪也与癌症的发生有关，终日郁郁不乐的人、过分压抑自己情感的人，患癌的机会也较多。

研究证实，低脂、低盐的食物不仅有益于预防动脉粥样硬化、高血压，也是防癌的重要措施；戒烟对防癌来说绝对重要，吸烟者应下决心戒除；少饮酒不但有益于保护肝脏，也有益于防癌；体育活动也有防癌作用；提倡晚婚、道德的性行为，也有助于防癌；不提倡独身主义、"丁克"家族；母乳喂养不仅有益于婴儿，也有益于母亲的防癌；好心情也有利于防癌。

5

防癌"玉律"14 条

世界癌症研究基金会提出了适合全人类预防癌症的 14 条饮食原则，我们称之为防癌"玉律"。

（1）饮食以植物性食物为主。每天的食物中蔬菜、水果、谷类、豆类应占 2/3 以上。

（2）控制体重。避免过轻或过重，成年后体重增幅不应超过 5 千克。

（3）坚持体育锻炼。如果工作时很少活动，每天应有 1 小时左右的快走或类似运动。每星期要进行 1 小时的剧烈运动，散步、骑车、打球、游泳、爬楼梯、划船、打扫房间卫生等都可以，但要运动到出汗程度。

（4）多吃蔬菜和水果。每人每天应吃 400~800 克蔬菜、水果，新鲜

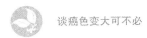

绿叶蔬菜、胡萝卜、土豆和柑橘类水果防癌作用最强。每天吃 5 种以上的水果、蔬菜，而且要常年坚持，才具有防癌作用。

（5）多吃各种谷类、豆类、植物根茎类食物。每人每天吃 600~800 克。

（6）不饮酒或限制饮酒。成年男性一天不超过 2 杯，女性不超过 1 杯（1 杯的量相当于 250 毫升啤酒、100 毫升果酒或 25 毫升白酒）。

（7）限制肉类食品。每天猪、牛、羊等"红肉"要少于 90 克，可选择鱼和禽肉代替"红肉"。

（8）限制高脂肪饮食。每人每天植物油用量应为 25 克，每月不超 750 克。

（9）少吃盐及腌制食品。成人每天盐的消耗量应少于 6 克（约 1 汤匙）。

（10）食物贮藏要防霉。食物在常温储藏下易生黄曲霉菌，其毒素有导致肝癌的作用。不要吃在常温下存放时间过长，可能受真菌毒素污染的食物。

（11）食物要保证新鲜。很多食物容易腐烂，因此要学会用冷藏或其他适宜方法加以保藏。

（12）注意食品安全。只有当食品中的添加剂、污染物及其他残留物含量低于国家所规定的限量时，才是安全的。在我国也应特别重视及警惕这一问题，可采取冲洗、削皮、浸泡、加热的方法减少危害。

（13）烹调方法要科学。不吃烧焦的食物，直接在火上烧烤的鱼和肉或腌肉、熏肉只能偶尔食用，而且也应与新鲜蔬菜、杂粮类食品混合食用。

（14）正确使用营养补充剂。对于遵循上述建议的人来说，一般不必再用营养补充剂。如果身体有特殊情况，补充营养剂一定要在医生指导下进行。维生素及微量元素并非多多益善，过量食用反而会带来副作用。

上述各条建议如能做到，能将患癌的危险性减少 30%~40%。如果加上不吸烟，患癌的危险性可减少 60%~70%。

6

防癌重要措施：积极干预癌前病变

绝大多数癌症细胞是由机体细胞演变而来的，不是外来入侵者。在众多内因和外因的长期作用下，机体内的正常细胞发生了质的改变，具有过度增殖能力而形成癌。这种异常增殖既不符合正常细胞生长的规律，也不符合机体生理的需要。由此可见，在癌症的形成过程中，内因和外因都很重要，而且需要很长一个时期。

在临床上，医学家将癌症的发生和发展分为五个阶段，即癌前病变、原位癌、浸润癌、局部或区域性淋巴结转移和远处播散。其中，在癌前病变时期，细胞虽已发生了一定改变，但仍不是癌，可以双向发展。也就是说，从正常细胞演变为癌细胞，有一个癌前病变时期。癌前病变在一定程度上是可逆的，而一旦发生了恶变，一般就不可逆了。

由于癌症的发生和发展有一个比较漫长的过程，而癌前病变又具有可逆性，因此，定期开展必要的健康检查，尽早发现癌前病变，并给予及时、有效的治疗，就显得特别重要了。目前，被医学家列入癌前病变黑名单的有：乳腺囊性增生、慢性萎缩性胃炎、胃溃疡、家族性多发性大肠息肉、口腔白斑、慢性迁延性肝炎、子宫颈糜烂等。

当然，除了积极治疗癌前病变外，大家还应注意改善生活环境，因为在多数情况下环境因素比个人因素更重要。在个人因素方面，特别重要的是戒烟和不酗酒，以及合理的生活饮食习惯。同时，还必须加强身体锻炼，提高免疫功能和抗病能力。这些都是干预癌前病变的有力措施。

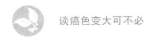

慢性感染：诱发癌症的"元凶"

1999 年，世界卫生组织（WHO）确定了一些微生物感染与癌症的关系，如乙肝病毒（HBV）与原发性肝癌，幽门螺旋杆菌与胃癌、淋巴瘤等。

（1）幽门螺杆菌（Hp） 幽门螺杆菌（Hp）感染是导致慢性胃炎和消化性溃疡的主要病因，全球有一半人感染 Hp。大量证据表明，由 Hp 引起的慢性胃炎是胃癌发生的重要环节，因而，Hp 被看作是胃腺癌和胃黏膜相关淋巴组织（MALT）淋巴瘤的重要诱发因素。目前，胃黏膜相关淋巴组织（MALT）淋巴瘤的标准治疗方法首先就是根除 Hp。

（2）乙型肝炎病毒和丙型肝炎病毒（HBV 和 HCV） 肝细胞癌是世界上最常见的癌症之一，50%~90% 的肝细胞癌是由慢性乙肝病毒（HBV）感染引起的。丙肝病毒（HCV）慢性感染是肝细胞癌的主要风险之一，15%~27% 的 HCV 慢性感染者可发展为肝硬化，而长期慢性炎症导致的肝纤维化是肝癌的主要诱因。

（3）人乳头瘤病毒（HPV） 人乳头瘤病毒（HPV）家族约有 200 个成员，根据 HPV 型别的致癌潜力，我们通常将其分为高危型和低危型，高危型 HPV 主要与子宫颈及肛门、生殖器癌相关；低危型 HPV 主要引起生殖器疣和良性病变。HPV 与宫颈癌之间的关系较明确，而与外阴癌、阴茎癌、肛门癌、口腔癌和口咽癌等有较强的相关性。

（4）EB 病毒 EB 病毒，又叫人类疱疹病毒 4 型，与多种癌症相关，包括 Burkitt 淋巴瘤、霍奇金淋巴瘤和鼻咽癌等。曾有报道指出：40%~50% 的霍奇金淋巴瘤的发病与 EB 病毒相关；90% 的鼻咽癌患者血清中有 EB 病毒壳抗原免疫球蛋白 A 抗体（VCA-IgA 抗体），且病情越重，抗体滴度越高。

特别提醒

目前，尚没有特异且有效的抗病毒药物

通常，机体对任何微生物的感染既有天然的"屏障"，又有天然的"哨兵"。当病毒通过"屏障"进入人体，体内的"哨兵"，也就是我们的免疫系统，就会做出相应的反应，以抵抗病毒或细菌等的入侵。目前，尚没有特异且有效的抗病毒药物能清除以上病毒，因此，我们自身的免疫力就显得尤为重要。

8

遭遇感染：并不代表一定会得癌症

感染幽门螺杆菌、人乳头瘤病毒等细菌病毒的人一定会患癌吗？当然不是。癌症是一种慢性病，从暴露于致癌因素到进展为癌症，会经历一个相对较长的时间，通常是几年甚至几十年，不同癌症进展速度也不同。

以人乳头瘤病毒（HPV）与宫颈癌为例。宫颈癌发生的一个必要因素是高危型 HPV 持续感染，但当 HPV 通过破损的子宫颈表皮进入人体后，体内的免疫系统一旦"侦查"到 HPV 的存在，就会启动一系列"防护措施"清除病毒。所以，在 HPV 感染的人群中，只有不到 10% 的感染者表现为 HPV 持续阳性，而在 HPV 持续感染者中，仅有很少的一部分患者最终进展为宫颈上皮内瘤变Ⅱ级或Ⅲ级（CIN Ⅱ／Ⅲ），也就是我们通常所说的宫颈癌癌前病变。值得庆幸的是，从感染到进展为癌症的每一个环节都会发生逆转。日本学者对 570 名患宫颈上皮内瘤变Ⅰ级和Ⅱ级（CIN Ⅰ和 CIN Ⅱ）的妇女进行了 7 年的随访观察，发现 CIN Ⅰ级者 2 年逆转率为 64%，CIN Ⅱ级者 2 年逆转率为 54%。癌前病变并不是癌症，从 CIN Ⅱ／Ⅲ级进展到真正的宫颈癌所需的中位时间是 23.5 年，仅有 1.6% 的人会在 10 年内进展为宫颈癌。

为了避免从感染进展为癌症，患者应采取健康的生活方式，同时，采取恰当的措施，有效预防癌症发生。

（1）注射疫苗

乙肝疫苗：中国是乙肝病毒（HBV）感染高发区，自 1992 年开展新生儿乙肝疫苗接种后，HBV 感染率大大降低。

HPV 疫苗：临床试验及国外 10 年使用经验均表明，HPV 疫苗可有效降低宫颈癌发病率。

（2）采取安全健康的性行为　HPV、HBV 及 EB 病毒等均可通过性行为传播。使用安全套、注意个人卫生、避免多性伴等，可减少病毒暴露风险。

（3）注意饮食和个人卫生　水污染、不卫生的饮食习惯、卫生条件差等，会增加 EB 病毒和 Hp 的感染风险。

（4）定期"筛查"　通过"筛查"，可发现早期癌症和癌前病变。遗憾的是，并不是所有癌症都可以通过筛查得到有效预防和早期发现。目前，宫颈癌有明确的筛查方法及筛查指南。过去 30 年里，美国宫颈癌发病率下降 50%，得益于宫颈癌筛查的普及。

9

预防胃癌：严防幽门螺杆菌"偷渡入境"

现已证实，幽门螺杆菌不但可以引起胃炎、胃溃疡，而且是引发胃癌的"嫌疑犯"。不仅如此，幽门螺杆菌还能"偷渡出境"，传染他人。为了防止幽门螺杆菌"偷渡入境"，大家必须注意以下几点。

（1）餐具要彻底清洗干净，如能煮沸或用消毒柜消毒则更好。

（2）饭前洗手，洗手必净。因为手上的皮肤分泌有油脂，幽门螺杆菌与油脂粘在一起，单用水不容易冲净，故洗手需用肥皂仔细搓洗，然后再用水冲洗干净。洗后不要用公用的毛巾擦手，因为公用的毛巾很可能污染不洁之物，让洗干净的手再次被污染。因此，洗完手可以让其自然干燥，或用干手机吹干。手上无菌，就不会将细菌带进胃内。

（3）尽量分餐，使用公筷。每人一套餐具，使用公用筷子，可避免交叉感染。如果每人都用自己的筷子从同一盘菜中夹菜，难免在分享佳肴的同时，也"分享"了彼此的唾液，"分享"了唾液中的幽门螺杆菌。所以，使用公筷是防止幽门螺杆菌传染的重要措施。

（4）家长切勿用自己咀嚼后的食物喂养婴儿，避免幽门螺杆菌经唾液传染。

值得一提的是，即使被幽门螺杆菌感染也不一定得病。成人幽门螺杆菌的感染率很高，可达 40%~60%，但为什么只是其中的一部分人得胃病？这可能与细菌的类型和人的抵抗力有关。一方面，幽门螺杆菌有产毒和非产毒两种类型。产毒型的致病力较强，可以引起溃疡病等较严重的胃病，而非产毒型可能不引起胃病。另一方面，由于人的抵抗力不同，感染后的

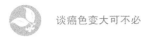

结果也不一样。抵抗力强的人，虽然被传染，但细菌不能在胃里生存，因而也不会得胃病。

10

人畜同患一类癌，原是环境在作怪

近 30 年来，我国医务工作者经过大量调查发现，有些地区有人畜同患一类癌的现象。例如，河南省林县是我国食管癌发病率和死亡率最高的地区，每 10 万人每年因食管癌死亡人数在 150 人左右，同时发现该地区的鸡也有很高的食管癌死亡率（175/10 万）；范县则是食管癌的低发区（20/10 万），鸡的食管癌发病率也低（17/10 万）。江苏省启东市肝癌发病率高，当地鸭子的肝癌发病率也高。有一则新闻报道说，某国一海域先后发现 20 多条鲸鱼死亡，解剖后发现 80% 是由于患癌症致死。分析家认为这是由于内陆河流向该海域排泄大量工农业废水，污染了大海，使很多鱼类中毒或患癌症死亡。

最近几年，国内外学者一致认为 80% 的癌症是由环境污染引起。所以，当一个地方环境遭到严重污染、破坏时，势必会诱发、引起人畜同患一类癌，这已被世界各地大量的事实所证实。中国人移民到美国时，第一代人所患癌的类型（如肝癌、鼻咽癌、食管癌、胃癌等）与他的故乡人相一致，第二代所患癌谱则介于中国人和美国人之间，第三代就完全雷同于当地美国人了（乳腺癌、前列腺癌）。这说明环境和风俗习惯起了重要作用。

因此，我们必须保护环境，杜绝环境污染，不要吸烟，少饮酒，防止食品霉变，防止水土污染。这样就有可能使人类癌症发病率控制在最低水平线以下，但需要全人类共同努力才能达到。

11

空气污染，戴上口罩

在我们生活的城市里，空气污染物的种类多，有时污染还很严重。污染物主要有一氧化碳、二氧化碳、氮氧化合物、碳氢化合物、二氧化硫、光化学烟雾，以及颗粒物质，人体长期吸入后，肺功能会受影响，呼吸系统疾病发生有所增加，免疫功能等也会受到损害。颗粒物质中，直径小于10微米的又称可吸入性颗粒物，对人体健康危害较大。它们可从鼻腔进入呼吸道深部和肺，这些颗粒的表面吸附大量有害物质，随之进入人体影响健康。可见，在城市空气污染严重的情况下，采取措施来保护自己的健康是必要的。

在泰国首都曼谷等城市，为了抵御空气污染，许多交通警察值勤时，采取戴防毒面具的办法。防毒面具中有活性炭等材料，能有效地吸附大气污染物，可起到较好的保护作用。在一些工作场所中，空气中弥漫着有毒有害物质，使用由特殊材料制成的专用防毒、防尘、防烟口罩，也能保护人体健康。但这些有效措施对普通市民不大适合。

在没有其他更好办法的情况下，戴普通棉质口罩，也不失为一种选择。不过纱布孔径较大的仅能阻挡粒径较大的颗粒物，对可吸入性颗粒物和有害气体的防护效果较差。我们经常可见，一些戴口罩的人其鼻孔周围发黑，说明较小的颗粒物能透过纱布进入呼吸道。所以要选择纱布孔径小的，或纱布层加厚的口罩，效果较佳。另外，口罩应经常清洗和更换，保持清洁也很重要。从户外进入室内以后，最好能洗洗脸，清洁一下鼻腔，以减少进一步吸入污染颗粒的机会。

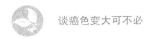

12

装修后污染物：导致癌症发病增加

室内装修时，人们通常会使用大量密度板、胶合板、刨花板、复合地板、各种乳胶漆等装修产品，这些材料挥发出的有害物质，一般情况下可以控制在标准范围之内，不会对人体造成较大的危害。但如果"过度装修"，无节制地使用装饰建材，所释放的有害物质无限叠加，就可能在室内造成大量聚积，危害人体健康。尤其是使用了非环保合格装修产品，这些装修产品甚至可能挥发出甲醛、苯、氨、氡、TVOC（总挥发性有机化合物）等致癌污染物。

一般来讲，装修后的室内污染物在前期会给人们带来嗜睡、头痛、头晕、恶心、胸部紧束感等不适感。如果再不采取改善室内空气质量、降低室内装修污染的措施，后期将导致视物模糊、心律不齐、抽搐等症状，直至引发再生障碍性贫血和呼吸系统的各种癌症。现代医学表明：装修后挥发出的致癌气态污染物，将导致呼吸系统癌症，如肺癌、鼻腔癌和鼻窦癌发生，以及血液系统癌症，如白血病的发生。2004 年，世界卫生组织（WHO）汇集了 10 个国家、26 位科学家针对甲醛致癌的评议结果，正式确定了甲醛对人体有致癌作用：甲醛会导致人类患鼻咽癌和鼻窦癌。甲醛具有超强的致基因突变能力，极易诱发血液病，其中尤以白血病居多。那么，应该如何降低室内装修污染物？

（1）使用绿色建材装修 选择带有绿色环保标志的材料装修。装修结束后，可委托卫生监测部门对新装修的房屋进行空气中甲醛含量测定。根据国家《室内空气质量》和《民用建筑室内环境污染控制规范》规定，每立方米室内空气中甲醛释放量不得大于 0.1~0.08 毫克。

（2）通风换气 通风换气是改善室内空气品质，提高舒适性的最经济、最有效的途径。遗憾的是，如今许多建筑物都被设计和建造得非常密闭，使用空调的房间也尽量减少新风量的进入，这些均严重影响了室内的通风换气。需要强调的是，室内装修造成的甲醛污染属于连续不断产生的污染，采用间断性开窗方式效果不明显，最好的方式是根据室外气象条件，控制开窗幅度，连续自然通风。

（3）使用室内空气净化器　使用空气净化装置，可以将室内装修污染物降到安全水平。另外，也可以购买一些可以净化空气的绿色植物，如绿萝、吊兰等。

13

染发之前细思量

染发，主要通过加热等物理方法将毛发表皮打开，先使头发里的深色素变淡，再用染发剂中的新颜色取代原来头发中的色素位置。根据染发方式的不同，染发剂通常可分为暂时性染发剂、半永久性染发剂和永久性染发剂三种。

（1）暂时性染发剂　有效成分为水溶性聚合物，所染发色经 1 次冲洗就可褪掉。

（2）半永久性染发剂　有效成分为酸性染料，可渗透到毛发的皮质层及更深的髓质层，染色可维持两个星期左右，10~20 次冲洗而不脱色。

（3）永久性染发剂　大多数氧化型和化学合成型染发剂均属此类，有效成分为胺类或酚类化合物。如对苯二胺，可以很快地起氧化聚合反应，所染发色可维持两个星期以上。

其中，以永久性染发剂对人体的健康危害最大。

急性作用：急性作用以过敏多见，如接触性皮炎、哮喘、荨麻疹等。国外在 1985~1990 年的调查表明，在患接触性皮炎的人群中，有 18.7%

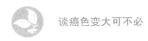

的人对染发剂过敏。其中，又以接触性皮炎尤为多见，主要发生于接触染发剂的部位，如头面部、双眼睑，甚至胸背部等。患者在这些部位出现红斑、水肿、渗液，伴有剧烈的痒感。重者有全身症状，如发热、畏寒等，若不及时治疗，局部可发展为溃烂，甚至感染。

三种常用染发剂均含有过敏原，其中永久性染发剂中的对苯二胺抗原性较强。由于染发剂中的苯衍生物与青霉素、庆大霉素等抗生素具有交叉抗原性（对这些抗生素过敏者有可能也对染发剂过敏）。所以，应用抗生素期间应避免染发，以免引起过敏反应。

慢性作用：染发剂的慢性作用主要是指由于长期使用染发剂，其中的某些成分在体内蓄积，导致细胞染色体突变，引起致癌、致畸，动物实验已经证实了这一点。在染发剂对人类影响的研究中，早在 1963 年，就有人发现常接触染发剂的美发师易患膀胱癌，后来陆续发现了常染发的妇女患白血病、乳腺癌的概率明显高于不染发的女性，尤其是应用难以脱色的永久性染发剂，危害性更大。目前，"染发白血病"一词甚至逐渐在临床医生们中流行开来。

氧化型染发剂和含醋酸铅的金属染发剂对人体危害尤大。氧化型的永久性染发剂含有苯的衍生物，这些物质可通过头皮的毛囊吸收，并在体内蓄积，导致细胞去氧核糖核酸（DNA）损伤及突变。

不宜染发的非常时期

- 应用抗生素
- 计划近期内生育
- 患病等致免疫功能低下
- 头皮有伤口

禁止染发的人

- 儿童
- 孕妇
- 哺乳期妇女
- 血液系统疾病患者

14

无线路由器，辐射有多大

无线路由器是以电磁波为媒介将用户终端接入局域网的产品，它以电磁波代替网线，甩掉了网线这个尾巴，方便了用户。因此，无线路由器必然需要能够发射和接收电磁波。

无线路由器发射功率远低于手机

我国无线电管理委员会规定：无线局域网产品的发射功率不能大于10毫瓦。而其他国家的标准相对宽松，如日本的无线局域网产品的发射功率上限是100毫瓦，欧美一些国家是50毫瓦左右。目前，市面上所销售的产品一般都符合欧美国家的标准。

作为比较，GSM制式的手机最大允许的发射功率是2瓦。可见，无线路由器的发射功率其实很小。与手机的工作方式有所不同的是，无线路由器开机后即处于额定功率发射状态，而手机在待机状态时发射功率比通话时要小。

与手机对健康是否有影响一样，目前未见有权威、可靠的报告证实无线路由器的电磁辐射有损于健康。

选择、使用无线路由器有讲究

（1）尽量选购可以调节功率的无线路由器　目前，市场上大部分无线路由器产品都不带功率调节功能，但也有少数产品带有功率调节功能。

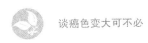

对于智能无线路由器来讲，发射功率其实就是指无线路由器的信号强度。建议不要选择发射功率太大的产品，因为适当的发射功率，不仅可以避免辐射对人的影响，也可以避免不必要的他人蹭网行为。

一般情况下，如果无线路由器与电脑距离较近，可以把发射功率调整到 50%，便可以完成一个房间的无线信号覆盖。当然，如果觉得信号太差，或是电脑与无线路由器距离较远，阻隔较多，也可以根据具体情况，适当调节一下无线路由器的发射功率。

（2）尽量离无线路由器远一点　　无线路由器的辐射主要取决于发射功率，离无线发射点越近的地方辐射就越强，所以，应该把无线路由器放在离人远一些的地方。当不需要使用网络时，可尽量将无线路由器关闭。

15

脑胶质瘤：与同侧、长时间使用手机相关

近 30 年来，上海脑肿瘤的发病率持续增加，而这 30 年恰恰是上海手机普及率井喷的一段时期。复旦大学附属华山医院曾经对国际上有关手机使用与脑肿瘤发病关系的论文进行总结和分析，结果发现：同侧、长时间的手机使用与脑胶质瘤患病风险密切相关，在长时间使用手机的人群中，低级别胶质瘤发生率明显增加，20~29 岁是脑胶质瘤的高发人群，这一结果与国际癌症研究署主张的"将射频电磁场定义为人类可能的致癌剂"不谋而合。

国际上有多家机构开展了手机使用与脑肿瘤关系的流行病学研究，其中数据最全的项目有两个。①国际癌症研究署的 INTERPHONE 项目：研

究发现，最高级别的重度手机使用者（30 分钟 / 天，持续 10 年）患脑胶质瘤的风险增加，但较低暴露不增加患病风险。遗憾的是，其他研究不能重复这一结果。② Hardell 研究小组的研究项目：该研究主要针对不同年龄组（20~80 岁）的病例进行对照研究，结果发现，脑肿瘤与手机使用之间存在正性关系，20~29 岁人群相对危险度最大。

 特别提醒

手机应该这样打

（1）保持距离　手机天线与头部之间的距离，直接决定头部接受电磁辐射的水平。因此，在用手机通话时，尽量将手机的天线离开头部，可以降低头部电磁辐射的暴露水平。

测量部分手机的电磁辐射时还发现，手机拨号后接通的瞬间，仪器显示突然出现一个电磁辐射高峰，然后迅速降低，而通话时的电磁辐射水平很低。针对手机发射电磁辐射的这种特点，使用手机时应加以防护，即拨号后不要马上将手机放到耳部听是否接通，而是通过显示屏看手机是否接通，显示接通后再进行通话。这样，手机接通瞬间与头部的距离较远，从而减少头部电磁辐射暴露剂量。

（2）缩短时间　决定人体接受电磁辐射暴露剂量大小的另一个重要因素，是暴露时间长短。人的头部由多种组织构成，形状复杂，结果使手机天线与头部之间形成复杂的电磁场关系，通话时间过长可能使脑的某个局部形成电磁辐射能量"聚焦"，造成局部脑组织的高水平电磁辐射暴露。针对这种可能性，缩短通话时间是一个明智的选择。

此外，我们可以在使用手机的过程中，经常改变握持手机的姿势，如稍微变动一下持手机的角度，略微上下前后移动手机等。只要握持手机的姿势做很小的改变，电磁辐射在脑中的"聚焦"部位就会发生移位，可以避免脑组织某个区域长时间暴露于高水平电磁辐射之下，从而避免脑组织发生病变的可能性。

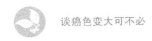

16

平衡膳食：防癌的前提

研究表明，任何单调的饮食模式或偏食习惯都会造成一些营养素的过剩、另一些营养素的缺乏，导致人体营养失衡。这种失衡的恶果之一，就是促使癌症的发生和发展。因此，对多数人而言，防癌的前提在于树立正确的平衡膳食观念，并指导日常饮食。简单地说，平衡膳食可归纳为六个字：全面、均衡、适度，使不同食物所含营养素之间的比例适当、数量充足，并处于一个相对平衡状态，避免营养过剩或营养缺乏。

（1）食物多样化，以植物性食物为主，占每餐的 2/3 以上为宜。植物性食物中应有较多的蔬菜、水果、豆类、粗加工的谷类等。

（2）控制饮食，避免体重过轻或过重。超重或过度肥胖可使患子宫内膜癌、乳腺癌、肾癌、肠癌的危险增高。坚持体育锻炼。每天应进行约 1 小时的快走或类似运动，如身体条件许可，每星期至少进行 1 小时的剧烈运动。

（3）每天吃五种或五种以上蔬菜、水果。每天吃 500~700 克的蔬菜、水果，可使患癌症的危险性降低 20%，尤其是口腔癌、鼻咽癌、食管癌、肺癌、胃癌、结肠癌、直肠癌等。

（4）多吃淀粉类食品。每天吃 600~800 克的谷类、豆类、根茎类食物，有预防结肠癌、直肠癌、乳腺癌、胰腺癌等的作用。

（5）尽量不饮酒。即使要饮酒，男性一天要限制不超过两杯，女性不超过一杯（一杯酒相当于 250 毫升啤酒、100 毫升果酒或 25 毫升白酒）。经常饮酒会增加患口腔癌、咽喉癌、食管癌、原发性肝癌、结肠癌、直肠癌、乳腺癌等危险。

（6）红肉（如牛肉、猪肉等）摄入量每天应少于 90 克，最好用鱼肉、禽肉等替代红肉。限制高脂肪食物，特别是动物性脂肪的摄入，选择合适的植物油，并节制用量。

（7）少吃盐。限制腌制食物的摄入，并控制烹调盐和调味盐的使用，每人每天食盐摄入量应在 6 克以下。

（8）不要食用在常温下存放时间过长、可能受真菌毒素污染的食物。不吃烧焦的食物，烤鱼、烤肉时应避免肉汁烧焦。直接在火上烧烤的鱼、肉及熏肉只能偶尔食用。

17

不宜用营养补充剂预防癌症

有些生产厂家在销售营养补充剂时，声称营养补充剂具有预防癌症、防治疾病、增进健康的作用。可是，世界癌症研究基金会最新发布的报告中"强调通过膳食本身满足营养需要"，特别提出"不推荐使用膳食补充剂预防癌症"。

利弊尚未定论

世界癌症研究基金会报告明确指出，高剂量的 B 胡萝卜素能引起吸烟者患肺癌。一些研究也认为，补充高剂量视黄醇（维生素 A）会引起吸烟者患肺癌。研究还证实，额外的营养补充剂可能会影响到人体内营养素的平衡，特别是在饮食基础上大剂量、长期补充高剂量的营养素，可能会干扰体内平衡，加重机体负担，引起代谢紊乱，甚至患上癌症。

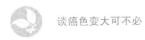

这些研究结果均冲击了一直以来人们认为服用营养补充剂可以防癌、促进健康的观点。

当然，世界癌症研究基金会最新发布的报告中"不推荐使用膳食补充剂预防癌症"，并不是说服用营养补充剂就一定会患上癌症。一些实验显示，某些营养补充剂具有防癌作用。例如，钙可以预防结肠癌发生，高剂量的硒可以预防前列腺癌等。但是，需要注意的是，所有这些研究所涉及的研究对象及所用干预剂量都存在差异，有些试验是以一些癌症高发人群作为观察对象，这些结果可能并不适用于普通人群。目前，关于营养补充剂的利弊还没有定论，考虑到通过营养补充剂预防癌症的不可预知的副作用，现在更多的是提倡通过日常膳食增加营养素的摄取。

日常膳食可满足人体营养需求

作为健康人，通过正常饮食，即按照国家的膳食指南及膳食宝塔搭配膳食，每日吃谷类、蔬菜水果、鱼肉蛋类、奶豆类，可达到每日或每周营养素摄入的平衡，满足机体正常代谢需要，维持机体健康。即使摄入不足，最好也通过日常膳食来增加相关营养素的摄取，通过选择富含某种营养素的食物，如吃猪血补铁，吃猪肝补充维生素 A。

另外，通过日常膳食获得所需营养成分的同时，还能获取其他有益的食物成分。例如，我们通过蔬菜水果补充维生素 C 时，也一同摄入了果糖、果胶、有机酸、水等成分，这些成分不仅本身对机体健康同样具有促进作用，还能促进维生素 C 的吸收利用，并与其一起协同发挥抗氧化作用，从而达到最佳的生物作用，而光吃维生素 C 泡腾片就不能达到这样的效果。

18

防范重金属污染

金属污染对身体的危害主要是"三致"：致癌、致疾、致突变。重金属在人体内能和蛋白质及各种酶发生强烈的相互作用，使它们失去活性，也可能在人体的某些器官中富集，如果超过人体所能耐受的限度，会造成人体急性中毒、亚急性中毒、慢性中毒等，对人体会造成很大的危害。

（1）汞污染　汞可以通过呼吸系统、皮肤、消化系统进入人体。长期摄入被甲基汞污染的食品可致甲基汞中毒。日本的水俣病事件就是严重的汞中毒事件。慢性汞中毒可以表现为头痛、失眠、健忘、肌肉震颤、食欲不振、口腔溃疡、牙齿松动等。

（2）镉污染　进入人体的镉主要蓄积于肾脏和肝脏（分别约占全身蓄积量的 1/2 和 1/6），损害肾、肝、骨骼和消化系统。镉还可以使骨钙析出，使钙随尿液排出，引起负钙平衡，导致骨质疏松。有研究表明，镉及其化合物对动物和人有一定的致癌、致畸和致突变的作用。

（3）铅污染　慢性铅中毒表现为贫血、神经衰弱、神经炎、头昏、头痛、乏力和消化系统症状，如腹痛、腹泻或便秘等。儿童较成人敏感，过量铅可影响生长发育，导致智力低下。铅还可干扰免疫系统功能。

特别提醒

检测血、尿、粪、毛发中的甲基汞、镉和铅含量可反映它们在体内储留的情况。

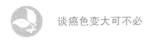

那么，应该如何防范重金属污染？以食"攻毒"，可以防范重金属污染。

（1）增加膳食纤维的摄入　膳食纤维可以减缓重金属吸收的速度，特别是富含果胶的膳食纤维对铅有很大的亲和力，可以在肠道内与铅结合形成不溶解的、不被吸收的复合物，而随粪便排出。果胶通常存在于水果和蔬菜中。

推荐食物：全谷类食品、胡萝卜、芹菜、韭菜、苋菜、菠菜等以及柑橘和苹果等。

（2）增加优质蛋白的摄入　机体营养状况良好，可以增强人体免疫功能，有利于抵抗外来有害物质的侵害，或缓解毒性。人体内的重金属会影响蛋白质的代谢，因此，增加膳食中优质蛋白质的供给，增加蛋氨酸和胱氨酸等含硫氨基酸的摄入量，可有效地阻止和减轻中毒症状。

推荐食物：牛奶、鸡蛋、豆制品等。

（3）增加维生素的摄入　维生素，尤其是维生素 C 的水平会影响重金属在体内是否被吸收及其毒性的高低。维生素 C 是强还原剂，还可促进重金属的排泄。维生素 B_1、维生素 B_{12}、叶酸、维生素 D 等在预防有害金属中毒，或缓解有害金属的毒性作用方面有重要作用。

推荐食物：新鲜的蔬菜和水果富含维生素 C，如番茄、青椒、西兰花、豆芽等以及带酸味的水果，如猕猴桃、柑橘、鲜枣、山楂等。

（4）适当补充矿物质　增加膳食中钙、铁、锌、硒等元素的供给，可以抑制有害金属的吸收，或减轻有害金属的危害。铁在肠道中与铅竞争转运蛋白，可以减少肠道对铅的吸收。锌与镉竞争含锌金属酶类，可以拮抗镉的毒性；硒能与汞、铅、镉等重金属结合形成硒蛋白络合物，可以降低这些重金属的毒性，并有利于排出。

推荐食物：瘦猪肉、羊肉、鸡蛋、紫菜、芝麻、木耳、海带、胡萝卜等。

（5）多喝茶，多吃豆制品　茶多酚能与重金属形成络合物，络合物经肾脏从尿中排出，也可经胆道随胆汁分泌从粪便中排出。茶多酚对胃、肾、肝等器官起着独特的化学净化作用。除茶叶之外，豆类也富含酚类物质，在膳食中应增加豆类的摄入。

推荐食物：绿茶、豆类及制品。

"碱性食物抗癌"毫无依据

人体的酸碱度是稳定的，始终保持弱碱性

人体不分"酸性体质"和"碱性体质"。所有的健康人身体始终处于酸碱平衡状态，也就是说，健康人的血液、淋巴及细胞液的 pH 始终维持在 7.4 左右，不能低于 7.35 也不能高于 7.45。如果超出这个范围，就是病了，而且一定是严重的疾病，如肾脏、肝脏、肺脏的功能障碍等。

稳定的酸碱平衡状态是通过很复杂的调节系统完成的。首先是通过呼吸功能调控，在体液偏酸时，多呼出些二氧化碳；在体液偏碱时，少呼出些二氧化碳。其次是通过肾脏调节，在体液偏酸时，肾脏就多排出些酸性物质，回收碱性物质；在体液偏碱性时，肾脏就多排出碱性物质，回收酸性物质。与此同时，血液内还有四个缓冲对：碳酸盐缓冲对、磷酸盐缓冲对、血红蛋白缓冲对和血浆蛋白缓冲对。这些缓冲体系随时对血液的酸碱度进行微调，确保体内的酸碱平衡。

食物和饮水不能改变人体的酸碱度

水及各种水溶液的酸碱度是以其氢离子浓度（pH）来表示。pH 等于

7 为中性，pH 大于 7 为碱性，数值越大表示碱性越强。pH 小于 7 为酸性，数值越小表示酸性越强。我国的饮用水标准规定 pH 在 6.5~8.5 之间都是合格的饮用水。说明喝弱酸性或弱碱性水都不会对身体产生不良影响。

人们的日常食物多种多样，可以分为几大类。米面杂粮等谷类，肉鱼禽蛋等动物性食物及一些坚果等称为"成酸性食物"。因为它们含有磷、硫、氯等元素较多，其燃烧后的灰溶于水后生成酸性溶液，推断其在体内代谢后生成的酸性产物占优势。各种蔬菜、水果、豆类和奶类等称为"成碱性食物"。因为它们含有钾、钠、钙、镁等元素较多，其燃烧后的灰溶于水后生成碱性溶液，推断其在体内代谢后生成的碱性产物占优势。但是，人体的代谢过程极其复杂，代谢产物不计其数，不能简单地认为吃了酸性或碱性食物就会影响体液的酸性或碱性。

酸性环境和碱性环境都可能发生癌症

癌症是身体组织细胞受到"致癌因素"刺激后发生的恶性改变。这些恶变细胞脱离了组织生长规律的控制，不停地增生、扩大，破坏正常组织形成瘤体。医学界公认的致癌因素有：物理因素如放射线等，化学因素如苯等和生物因素如黄曲霉毒素等。各种因素的致癌机制复杂多样，但是没有证据说明哪种致癌因素是改变组织细胞的酸碱度而造成恶性变的。

人体很多器官都可以发生癌症，这与酸性或碱性环境没有关系。根据近些年肿瘤的统计数据，我国居民肺癌年死亡率约为 31/10 万，而脑瘤年死亡率仅约为 3/10 万。这些器官同样处于弱碱性环境（pH ≈ 7.4），但发生癌症的机会却相差甚远。还有，胃液 pH 值约为 1.5，胃是人体酸度最强的器官，但并不是发生癌症最多的器官。研究发现，癌症的发生与很多因素有关，但至今还没有任何研究证明，癌症的发生与饮食的酸碱性或环境的酸碱度有关联。由此也说明，酸性条件容易罹患癌症是没有科学根据的。

20

小心水发产品中的甲醛

水发产品富含蛋白质，韧劲十足，是涮火锅、烧烤不可缺少的原料。它是以各种干制、冷冻或新鲜的动植物食品为原料，以水发为主要工艺制成的一类食品。根据原料，水发产品主要分为水发水产品（如鱿鱼、海参等）、水发肉类产品（如牛百叶、肉皮等）和其他水发产品（如鸭肠、木耳等）三种。

近年来，食品监督机构在日常抽检的样品中发现，不少水发产品有甲醛残留。这一信息使消费者对水发产品产生了疑问和恐慌心理。现有资料显示，甲醛对人体的危害主要有以下几种。

（1）对皮肤黏膜的刺激作用。表现为长期接触低浓度甲醛后，皮肤可出现广泛的皮疹。

（2）有致敏和致突变作用。接触甲醛或含甲醛制品，可造成哮喘或非特异性支气管炎。

（3）对人体有致癌作用。世界卫生组织已证实甲醛对人类具有致癌性。

上海市食品药品监督管理局 2005 年的一项跟踪调查显示，市场上供应的水发产品并未在加工过程中添加甲醛，但部分成品的抽样检测中却检出甲醛残留。那么，这些残留的甲醛究竟从何而来？进一步研究发现，除了因不法经营者为了达到防腐、延长保质期、加强韧性、使产品看上去饱满等目的而添加甲醛以外，普通水发产品中存在甲醛可能有下列几种来源。

（1）作为设备、工具等的消毒剂使用，造成甲醛在水中的残留，以致污染水产品。

（2）作为鱼药使用，造成水产品中残留。

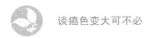

（3）在冷藏、冷冻过程中，水产品在酶和微生物的作用下自身产生甲醛。

目前认为，降低残留的甲醛，清水浸泡和反复冲洗是良策。虽然部分水产品原料中本身存在一定量的甲醛残留，但甲醛是一种易溶于水的物质，在水发过程中其残留量在发生变化，总体是不断下降的，经过足量的清水冲洗和浸泡，原料中残留的甲醛完全可以降低到检测限值以下。

21

多吃蔬菜、水果和全谷类食物

世界癌症研究基金会（WCRF）和美国癌症研究所（AICR）认为：有充分证据表明蔬菜和水果能降低口腔、咽、食管、肺、胃、结肠、直肠等癌症的危险性；很可能降低喉、胰腺、乳腺、膀胱等癌症的危险性；有可能降低子宫颈、子宫内膜、肝、前列腺等癌症的危险性。

蔬菜、水果和全谷类食物是维生素、矿物质、膳食纤维和植物化学物的重要来源，对维护身体健康，保持肠道功能，提高免疫力，降低肥胖、糖尿病、心血管疾病、癌症等慢性病的风险具有重要作用。《中国居民膳食指南 2007》也倡导人们多吃蔬菜和水果，建议成年人每日吃蔬菜 300~500 克，最好深色蔬菜能占一半，水果 200~400 克，并建议每天最好能吃 50 克粗粮，其中包括全谷类食物。美国膳食指南（2005）推荐成人每日食用约 85 克全谷类食品，至少一半的谷类食品应是全谷类食品。

多吃蔬菜、水果和全谷类食物的好处，归纳起来，主要有以下几方面。

（1）有助于维持健康体重　蔬菜、水果富含水分和膳食纤维，体积大而能量密度低，能增强饱腹感，降低能量摄入，有利于维持健康体重，降低肥胖危险性。

（2）有助于预防 2 型糖尿病　研究表明，多吃蔬菜、水果和全谷类食物，可降低 2 型糖尿病发病率，因为这些富含膳食纤维的食物可降低餐后血糖。

（3）有助于预防心血管疾病　2003 年，世界卫生组织和联合国粮农组织（WHO/FAO）专家咨询委员会指出，增加蔬菜、水果摄入，可有效降低血脂，降低发生心血管疾病的风险。

（4）有助于预防癌症　蔬菜和水果含有丰富的抗氧化成分，如类胡萝卜素、维生素和类黄酮、异硫氰酸盐及有机硫等植物化学物。这些成分能使 DNA 免受损伤，促进其修复，减少突变。另外，蔬菜、水果和全谷类食物富含膳食纤维，能缩短食物残渣在肠道停留时间，并可与一些潜在的致癌物结合，促进其排出。卷心菜、花叶菜及其他十字花科蔬菜含有能使雌激素清除速度加快的物质，可防止乳腺癌发生。

22

"隔夜菜致癌"的说法，尚缺乏科学证据

人们从食物中摄入的硝酸盐绝大多数（70%~90%）来自于蔬菜。在自然界的食材中，蔬菜最易积聚硝酸盐，尤其是叶菜类蔬菜。硝酸盐虽无毒，但其在细菌等的作用下会转变为亚硝酸盐。对鱼、肉类而言，其本身含硝酸盐、亚硝酸盐较少，但若添加了嫩肉粉，或是腌制品（添加了亚硝酸钠），那就是另一回事了。

至今，关于亚硝酸盐本身致癌的科学依据尚不足，其致癌风险与亚硝

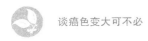

胺有关。亚硝酸盐在人体内可转化为亚硝胺，但需依赖一定的酸性条件和特定细菌，而维生素 C 等具有抗氧化性的营养素能阻断亚硝胺的形成，故通过自然食物摄入的亚硝酸盐，在胃内综合作用后很难形成较多的亚硝胺。

一般地说，新鲜蔬菜，经择菜、漂洗、烹饪，刚出锅时其亚硝酸盐的含量是很低的，但随后亚硝酸盐的增加主要取决于保存条件和保存时间。首先是细菌污染。经食用过的菜，在细菌的作祟下，亚硝酸盐便会产生。

其次是保存温度。实验证明，即便是煮好未吃过的蔬菜，分别在高温（30℃）、室温（20℃）、低温（5℃）的环境下放置一段时间，菜中的硝酸盐和亚硝酸盐的含量均有所增加，且温度越高越显著。

第三是保存时间。在零度以上的环境下，蔬菜中亚硝酸盐的含量会随着放置时间的延长而增加。也就是说，在白天菜放久了，同样也会产生亚硝酸盐。 所以菜中亚硝酸盐的产生与"隔夜"无关，关键在于保存的温度和时间。特别需要提醒的是，菜中的亚硝酸盐不会因简单的加热而消失。

实验表明，烧好的蔬菜，未经食用放入冰箱冷藏，隔夜后亚硝酸盐不过是从 2~3 毫克 / 千克升高到 6~9 毫克 / 千克而已。而常见的肉肠等腌腊制品，亚硝酸盐残留量的国家标准是 30~70 毫克 / 千克。大家一比较，就知道什么更危险了！那么，应该如何科学管理"隔夜菜"？

蔬菜：尽量选择新鲜食材，尤其是叶菜类。估计吃不完的蔬菜，可以在沸水中焯过，放于干净容器，冷却后放入冰箱冷藏，下一顿食用。已经做好的菜，出锅时，分开放入一个带盖子的干净容器里，不要翻动，冷却后，放入冰箱冷藏。需要注意的是，尽量避免叶菜类蔬菜隔夜。

鱼、肉类：虽亚硝酸盐产生少，但也不主张隔几夜，应警惕蛋白质腐败。隔夜后应充分加热后再食用，倘若不得不隔数日食用，建议直接冷冻保存。

蔬菜 + 肉：碰到肉与蔬菜搭配的菜要隔夜时，如萝卜烧肉，建议冷冻保存。第二天加热食用也不影响美味。

食用隔夜菜时，如果同时吃些大葱、大蒜或新鲜柠檬汁，可有效阻止亚硝胺的形成。

23

少吃"腌""熏""霉"食物

少吃腌制食物：腌制类食物，通常指蔬菜、瓜果等经过腌制发酵，禽、畜、鱼肉经过腌制而制成的食品，虽味道鲜美，但食用应注意适量，特别不宜长期连续食用，因为腌制食物常含有一定量的硝酸盐、亚硝酸盐乃至胺类，还可能含有一定量的亚硝胺。亚硝胺是一类对动物具有很强致癌性的物质，早在1978年的国际抗癌大会上，就被确定为强致癌物质。迄今在已经研究过的300多种亚硝胺中，90%以上对动物有不同程度的致癌作用，不仅经常摄入能诱发癌症，而且一次大量摄入亦可引起癌症。除食管癌外，还可诱发肝癌、肺癌、肾癌、乳腺癌与膀胱癌。目前虽然尚缺乏对人类直接的致癌证据，但流行病学研究显示，人类的食管癌、胃癌等与亚硝胺摄入密切相关。

少吃熏制食品：熏鱼、熏肉、熏肠为常见熏制品，以其风味独特为人们所喜爱，但烟熏或烘烤食物以及燃料燃烧时会产生"苯并芘"，使食品受到污染。如1千克烟熏羊肉可检出1~2毫克苯并芘，相当于250支香烟的含量。苯并芘也是一种强致癌物，可诱发动物多种脏器和组织的肿瘤，如肺癌、胃癌等。流行病学研究表明，食品中的苯并芘与胃癌等多种肿瘤的发生有一定关系。如匈牙利一个胃癌高发地区的调查显示，该地区居民经常食用家庭自制的、含苯并芘较高的熏肉；拉脱维亚某沿海地区的胃癌高发被认为与当地居民常吃含苯并芘较高的熏鱼有关；冰岛是胃癌高发国家，当地居民食用自己熏制的食品较多，所含苯并芘明显高于市售同类制品。用当地农民自己熏制的羊肉喂大鼠，亦可诱发胃癌等恶性肿瘤发生。

不吃发霉食物：真菌在自然界分布很广，多数真菌对人类不仅无害，而且有益，如制酒、制浆用的曲霉，制豆腐乳用的毛霉等。但某些真菌产生的毒素对人体有害，如黄曲霉毒素、杂色曲霉素、黄米毒素、岛青霉素和展青霉素等。其中，以黄曲霉毒素毒性最强。研究表明，黄曲霉毒素致肝癌的强度比亚硝胺诱发肝癌的强度大 75 倍。实验证明，许多动物小剂量反复摄入或大剂量一次摄入，皆能引起癌症，主要是肝癌。从亚非国家及我国肝癌流行病学调查结果发现，这些地区人群膳食中黄曲霉毒素水平与原发性肝癌的发生密切相关。所以，很多国家，包括我国，对相关食品都制定有限量标准。如我国规定玉米、花生米及其制品，花生油黄曲霉毒素允许量标准为 ≤ 20 微克 / 千克；其他粮食、豆类 ≤ 5 微克 / 千克。

需要说明的是，亚硝胺、苯并芘和黄曲霉毒素致癌性是肯定的，摄入后是否引起癌症，还受摄入量、膳食结构、体内状况等多种因素影响，但以预防为主，平时，大家还是应多吃对身体有利的新鲜蔬菜和水果以及亚硝胺含量极少的天然食物。

24

高温烹调，让人走近癌症

食物经高温加工后，能够产生特殊的香气和口感，如炸鸡腿、炸薯条的香酥感，油炸土豆片、脆饼干的松脆感，烤羊肉串、烤肉的独特香味等。但是，高温烹调会导致食物维生素损失和进入人体后消化率降低，甚至带来极大的食品安全问题——产生有毒有害物质，威胁食用者的健康。

请看以下研究结果。

（1）肉类经熏烤和烧烤后会产生多种致癌物质，包括致癌作用较强的苯并芘类物质。若是明火加热烧烤，致癌物质的产生更为严重。例如，烤羊肉串、烤肉等存在致癌物超标问题，当烹制熏鱼、熏肉的温度超过300℃时致癌物质也会大量产生。

（2）烹调油在高温条件下，可生成具有毒性的大分子物质。色拉油也会产生少量毒性物质。

（3）深度油炸、高温烘烤的淀粉类食品，如炸薯条、油炸土豆片、脆饼干等都含有较高浓度的丙烯酰胺类物质，面包、饼干、小甜饼等焙烤食品表面也含有少量丙烯酰胺。烹调中加工温度越高，产生丙烯酰胺类物质的量越大。研究证明，这种物质具有致癌作用。

（4）富含蛋白质的鱼、肉、豆制品等食品，在强高温烹调时产生的致癌物质杂环胺，属于强致癌物和致突变物质。在正常烹调情况下，烤牛肉、炸鸡肉、炸鱼等食物中会形成一定量的杂环胺。当煎炸温度超过200℃时，杂环胺的产生量会迅速上升，其中油炸和烧烤两种烹调方法产生致癌物的量最多。因此，烧焦的鱼、肉和豆制品也不能食用。

可见，在日常生活中，人们应尽量采用蒸、煮、炖、烧以及高压锅蒸煮等烹调方法，温度在100~120℃，一般不会产生有害物质，是有利于人体健康的烹调方式。

25

"老油"：食品中的"毒瘤"

"老油"是指在烹饪过程中反复多次甚至几十次对食物进行煎炸的

食用油，一般大多为植物油，但也有掺入动物油的，如在植物油中加入少量猪油，可使油条挺直、外形美观等。由于中国人喜食油煎、油炸食品，所以，无论在宾馆、饭店、餐厅，还是食堂甚至家庭厨房，都会用到"老油"。主食方面，如春卷、油条、沙琪玛、油馓子、麻球、油煎馄饨等，菜肴方面，如松子鳜鱼、炸猪排、炸薯条、炸鸡块、咕咾肉等，都会有"老油"的残渣余油。这种经过千锤百炼的"老油"会发生哪些变化呢？

研究发现，"老油"中首先是营养成分发生了很大改变，长时间反复多次加热（250℃左右）后，不饱和脂肪酸和饱和脂肪酸等营养成分被破坏殆尽，但酚类、酮类和其他有害的有机化合物种类和数量却大大增加，其中，多环芳烃等致癌物质也开始形成。最近，瑞士科学家发现，炸土豆条中含有较高的致癌物质聚丙烯酰胺，长期食用这些物质，会有损人体健康。我们所做的动物实验结果表明，"老油"可以缩短果蝇 30% 以上的寿命，并可升高果蝇的不育率。更严重的是，吃"老油"的果蝇的潜在致癌性明显高于不吃"老油"的果蝇。

至于将阴沟中的"老油"捞出后进行提炼，加入 30%~50% 的食用油掺和，再到市场上销售以欺骗消费者的行径，更是极不道德的违法行为。由于这种"老油"内在成分和性质的改变，称其为"脏油""毒油""垃圾油"则更为确切。这种制作"老油"的行为比毒大米、垃圾猪、注水肉等卑鄙做法有过之而无不及，更令人不齿，且食用的后果将更为严重，其中的致癌物质及其他有毒成分将对人体健康产生远期影响，长期食用此类"老油"，消化系统疾病、肿瘤的发病率等都会升高。

"老油"对人体健康的危害毋庸置疑。因此，大家要养成少食油炸食物的良好饮食习惯；切忌贪图便宜买"三无油"，应到正规商场购买大厂家的产品。

避免食用高脂、低纤维素食物

高脂食品促进癌症发生

食品中脂肪含量较高，可导致人体摄入过多脂肪，极易转化成皮下脂肪或成为血管内和血管壁上的胆固醇，造成肥胖，并增大高血压、冠心病、糖尿病和某些癌症的发病率。同时，食品中脂肪含量较高，还可加重消化器官和肾脏负担，使身体处于缺水状态，引起多种疾病。目前一致的看法是，高脂饮食可促进结肠癌和乳腺癌发生。

此外，西餐及"洋快餐"中使用的起酥油、人造黄油等，是将天然植物油加氢后制成的氢化脂肪。流行病学研究表明，氢化脂肪的摄入量与心脏病和糖尿病的发病有直接的关系，氢化脂肪摄入量还影响血液中胆固醇的含量。哈佛大学专家的结论是："氢化脂肪比饱和脂肪更糟糕"。氢化脂肪含有38%左右自然界不存在的反式脂肪酸。长期食用反式脂肪酸会影响人类内分泌系统，对健康有潜在的危害。

低纤维素食品促使大肠癌形成

胃肠道的基本功能是吐故纳新，将消化后的残渣及时排出体外。但长期食用纤维素含量少的食物，可使肠道内环境失去平衡，造成大肠蠕动不通畅，进而形成便秘，腐败粪便在大肠滞留时间过久，细菌可对大肠产生刺激，增加大肠癌发生率。研究亦证实，腐败粪便在肠道分解、代谢，久而久之会产生对身体有害的毒素，滞留日久就会起到致癌作用。

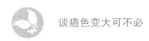

总之，大家要远离"高糖、高脂、低纤维素"食品，同时增加运动量，这样才能降低癌症发生机会。

"红肉致癌说"隐藏的 4 个关键点

世界卫生组织（WHO）下属的国际癌症研究机构（IARC）发布了一份关于红肉和加工肉制品致癌性的评估结果：加工肉制品被列为致癌物（1 类致癌物），红肉被归入可能致癌物（2A 类致癌物）。那么，这份评估结果隐藏了哪些关键点？

关键点 1：致癌物不绝对致癌

加工肉制品指经过腌制、发酵、烟熏或其他方法加工后的肉类，目的是增强肉类的风味或使其易于保存。国际癌症研究机构将加工肉制品归类为致癌物，指出每天食用 50 克加工肉制品将增加 18% 结直肠癌风险。大量流行病学调查发现，经常吃加工肉制品不仅会增加结直肠癌发病风险，还会增加前列腺癌、胰腺癌等发病风险。部分研究还提示，加工肉制品可能与乳腺癌的发病风险相关。过多摄入烟熏肉则可增加胃癌、食管癌的发病风险。也就是说，与不常吃加工肉制品的人相比，经常食用者有更大机会罹患以上癌症，特别是结直肠癌。

但是，这并不表示食用加工肉制品后就一定会得癌症，也不表示我们完全不能吃加工肉制品。食用加工肉制品与增加癌症风险之间涉及量 - 效关系，即经常吃、吃得多的人，发生这些癌症的风险较大；相反，不经常吃、吃得少的人，发生这些癌症的风险较小。

关键点 2："少享用"和"多绿菜"

《中国居民膳食指南》提倡吃新鲜卫生的食物。从健康角度出发，应控制加工肉制品的摄入总量，避免经常、大量食用。偶尔吃一次，如每个月食用两三次，或周末、节假日享用少许，没有大问题。

食用加工肉制品时，应多摄入新鲜蔬果，特别是绿叶蔬菜。新鲜蔬果所含的多种植物化学物和抗氧化物质，均有利于预防癌症。《中国居民膳食指南》提倡每天食用 500 克蔬菜，其中一半为绿叶菜。

关键点 3：不能忽视红肉的营养价值

来自哺乳动物的肉即为红肉，如猪、牛、羊肉等。红肉的颜色是因为哺乳动物肉中含有肌红蛋白。肌红蛋白是一种蛋白质，可将氧传送至动物的肌肉中。红肉的脂肪含量偏多，但富含矿物质，尤其是铁、锌，且易被人体吸收利用。红肉还含有丰富的蛋白质、维生素 B_1、维生素 B_2、维生素 A、维生素 D 等。《中国居民膳食指南》推荐成年人每天摄入动物性食物：鱼虾类 50~100 克，畜禽肉类 50~75 克。食肉偏多，尤其是食猪肉过多者，应注意调整，尽量多吃鸡、鸭、鱼肉。有一部分人日常摄入动物性食物的量不够，则应适当增加。

关键点 4：防癌：白肉（禽、鱼类）优于红肉

禽类含有的脂肪比较少，且其不饱和脂肪酸比例较高，脂肪酸组成优于畜类脂肪。鱼类及大部分海鲜的脂肪组成很特别，含有丰富的不饱和脂肪酸，尤其是 DHA（二十二炭六烯酸，俗称脑黄金）和 EPA（二十碳五

烯酸的英文缩写，是鱼油的主要成分），几乎是鱼类及大部分海鲜的"专利"，对预防成年人血脂异常和心脑血管疾病有一定作用，对婴幼儿神经系统发育也很重要。因此，推荐平均每天食用白肉 50~100 克，每周吃白肉 2~4 次。总之，白肉是肉类的首选，低脂的鱼类和含蛋白质丰富的豆类可作为红肉的替代物。

28

吸烟：肺癌的重要危险因素

肺癌是人类最常见的恶性肿瘤之一，有充分证据说明，吸烟可以导致肺癌，吸烟过程中可产生 69 种致癌物质，这些致癌物质，如多环芳烃类化合物、砷、苯及亚硝胺能损害支气管上皮细胞，激活癌基因，使抑癌基因发生突变或失活，导致细胞癌变，引起肺癌。临床上也发现吸烟与支气管上皮细胞鳞状化和鳞状癌变有关；吸烟者吸烟量越大、吸烟年限越长、开始吸烟年龄越小，肺癌发生风险越高，改吸"低焦油卷烟"不能降低肺癌发生风险。

2004 年关于吸烟问题的《美国卫生总监报告》指出：90% 的男性肺癌死亡和 80% 的女性肺癌死亡和吸烟有关。中国人群中肺癌死亡率呈明显上升趋势，男性和女性肺癌死亡率分别由 1975 年的 9.28/10 万和 4.79/10 万上升至 2005 年的 41.34/10 万和 19.84/10 万，均居各类癌症之首。除肺癌外，吸烟还可以导致其他多种癌症发生。

口腔和咽部以及鼻咽癌：有学者对新加坡 6 万余名华裔追踪，发现吸烟者患口腔及咽部癌症的风险是不吸烟者的 3.5 倍。在女性中，现在吸烟者患口腔恶性肿瘤的风险是从不吸烟者的 7.57 倍；鼻咽癌在中国广东、广西、福建及东南亚国家人群中，发病率可达到 10~30/10 万。中国学者研究结果表明，吸烟者患鼻咽癌的风险是非吸烟者的 2.2 倍。

喉癌和食管癌：大量研究表明，吸烟和喉癌之间存在因果关系，吸烟者吸烟量越大，喉癌发病风险越高。在山东开展的研究显示，吸烟者喉癌发生风险是不吸烟者的 2.17 倍，在东北的研究显示，吸烟人群患喉癌风险是不吸烟者的 14.71 倍；有充分证据说明，吸烟可以导致食管癌。中国的研究表明，食管癌的发病风险与吸烟量及吸烟年限有关。

胃癌、肝癌和胰腺癌：分析显示，吸烟者患胃癌的风险是不吸烟者的 1.69 倍。中国学者在上海开展的研究显示，吸烟量越大，胃癌发病风险越高；在中国人群中，肝癌的发病率和死亡率分别位列癌症发病和死亡的第 3 位和第 2 位。研究显示，吸烟者患肝癌的风险是不吸烟者的 1.37 倍；多项研究结果表明，吸烟还会增加患胰腺癌的风险。

29

吸烟者：测一测你的吸烟指数

在临床上，我们将每天吸烟支数 × 吸烟年数称为肺癌的吸烟指数。如果你每天平均吸 20 支烟，已有 20 年的吸烟史，那么你的吸烟指数就是 400。如果你每天吸 30 支烟，已有 15 年的吸烟史，那么，你的吸烟指数就是450。如果吸烟指数大于400，则患肺癌的概率为不吸烟者的 7~20 倍。

专家将吸烟指数超过 400 的人群列为罹患肺癌"高危人群"，即指吸烟最严重者，形象地说是"三个20"——吸烟 20 年以上者、20 岁以前开始吸烟者，以及每天吸烟 20 支以上者。只要达到以上三条中任何一条，就很容易罹患肺癌。

（1）吸烟 20 年以上　烟草是目前唯一被证实可导致使用者死亡的消

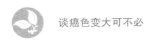

费品。烟草中含有上百种复杂的化学成分，吸烟时产生的烟雾里有 40 多种致癌物质，还有 10 多种促癌发展的物质，其中对人体危害最大的有害物质主要是一氧化碳、烟焦油和尼古丁，其具有致癌和促癌作用。世界性肺癌病因调查表明，吸烟者发生肺癌的风险是不吸烟者的 12~24 倍，终生吸烟者其危险性高于非吸烟者 20~40 倍。

（2）20 岁以前开始吸第一支烟　个人开始吸烟的年龄可能是肺癌发病的独立危险因素。研究发现，19 岁前吸烟的男性发生肺癌的危险度较高，女性为 25 岁。开始吸烟年龄越小，肺癌发病的可能性越大。美国的研究表明，开始吸烟年龄小于 15 岁、15~19 岁、10~24 岁和 25 岁以上者，其发生肺癌的相对危险度依次为 15.10、12.81、9.72、3.21，可见，伴随开始吸烟年龄的增加，其肺癌发病危险逐渐降低。

（3）每天吸烟 20 支以上　美国癌症协会调查证实，吸烟者患肺癌的风险是不吸烟者的数倍到数十倍，而且吸烟量越大，患肺癌的危险越高：每天吸 1~9 支者是不吸烟者的 3~15 倍；每天吸 40 支以上者则是不吸烟者的 19~30 倍。除此之外，研究人员通过对美国、英国、加拿大 3 个国家 100 万以上的人群进行的一次大规模观察研究发现，吸烟者的肺癌发病率是不吸烟者的 10.8 倍。不吸烟者肺癌的年死亡率为 12.8/10 万，每天吸烟 10 支以下者为 95.2/10 万，每天吸烟 20 支以上者为 235.4/10 万，比不吸烟者高 18.4 倍。

30

为什么有的"老烟枪"不得肺癌

吸烟是诱发人体肺癌的主要因素，但是，为什么我们可以见到，有些人抽了一辈子烟，活了 80 多岁，仍然没有得肺癌呢？目前认为，主要与以下因素有关。

（1）遗传个体差异　吸烟引起肺癌的危险性还存在着遗传性个体差异，其中包括代谢酶的变异及获得的易感性。这类酶的遗传性变异将导致个体人群因吸烟而致肺癌的危险性上升 50%，也就是说，如果吸烟者具有肺癌的遗传易感性，发生肺癌的机会将明显增高，开始吸烟年龄愈早，吸烟量愈大，吸烟年限愈长，则肺癌危险性愈高。反之，无遗传易感性的吸烟者肺癌危险性相对较小，吸烟者可能安然无恙。

（2）家族高发性　肺癌患者亲属中发生肺癌的危险度，要比无肺癌家属者高出约 2.4 倍，肺癌患者的后代，年龄在 40~59 岁期间发生肺癌的危险性甚至可高达普通人的 7.2 倍。由于吸烟致癌并非短期形成，一般从开始吸烟到充分显示出吸烟的致肺癌效应，有 10~20 年的潜伏期，因而易被人们所忽视。比较而言，吸烟年限长的人比吸烟量大的人更容易患癌。

（3）高焦油卷烟　烟草的不同制品、卷烟的不同类型与肺癌危险性有一定相关性。吸卷烟者肺癌危险性最高，仅抽雪茄或烟斗者危险性较低。长期吸带过滤嘴或低焦油卷烟者，其肺癌危险性比吸不带过滤嘴或高焦油卷烟者减少 40%~50%。

不吸烟者得肺癌是多因素作用

吸烟虽然是肺癌的主要病因，但并非唯一病因，肺癌和吸烟并不能完全画上等号。因为本人不吸烟不等于没有被动吸烟，况且不吸烟者也不排除接触到其他致癌因素的可能。肺癌的发生是多因素共同作用的结果，相关的因素还有：职业致癌因子，例如砷的无机化合物、石棉、铍、镉、铀化合物、煤焦油沥青挥发物等；空气污染，包括烹调时产生的食用油烟；以及肺部疾病史、电离辐射、饮食因素、病毒感染、真菌毒素、内分泌失调、家族遗传等。另外，同为肺癌，不同的病理类型与吸烟的关系也不尽

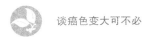

相同，鳞癌和小细胞癌与吸烟关系最为密切，不吸烟者的肺癌多为腺癌。

不吸烟，不吸二手烟、三手烟

二手烟、三手烟：危害大

通常，卷烟燃烧的主流烟称为一手烟，是吸烟者从燃烧的卷烟中直接吸入的烟草烟雾；二手烟是指不吸烟者吸入吸烟者呼出的烟雾及卷烟燃烧产生的烟雾，也称为"非自愿吸烟"或"吸二手烟"。二手烟雾中含有几百种已知的有毒或者致癌物质，包括甲醛、苯、氯乙烯、砷、氨和氢氰酸等，可以导致肺癌发生。研究显示，在不吸烟的女性中，因配偶吸烟而遭受二手烟暴露的女性是配偶不吸烟无二手烟暴露的 1.27 倍。根据多国开展的研究分析发现，在工作场所暴露于二手烟的不吸烟者，患肺癌的风险是无暴露者的 1.22 倍。有证据显示，二手烟还可以导致乳腺癌和鼻窦癌发生。

三手烟被定义为附着在室内物体表面如墙壁、家具和灰尘颗粒上的残留烟草烟雾，以及从这些三手烟附着污染的物体表面上重新释放出来的气体和悬浮颗粒。三手烟还包括了停止吸烟后，物体表面残留烟雾化合物与室内空气中化合物反应产生的新污染物，如尼古丁和室内环境常见污染物亚硝酸反应生成烟草特有亚硝胺。随着时间的推移，三手烟的危害可能愈加严重。三手烟浓度比二手烟低不少，但暴露的持续时间长，另外在某些特定的环境下，如重度污染的房间，三手烟可以达到与二手烟相仿的污染程度。

戒烟：越早越好

在一些国家，由于长期开展有效的控烟工作，吸烟率开始下降，随之肺癌死亡率也开始下降。20 世纪 60 年代，美国烟草人均消费达到高峰，同时吸烟对健康的危害日益凸显，随着控烟工作的不断开展，70 年代后出生的人均烟草消耗开始下降。由于肺癌及其他相关烟草疾病的出现会延迟 20~30 年才出现，因此，美国肺癌死亡率的高峰出现在 80、90 年代，死亡率在 21 世纪开始下降。

吸烟的人要尽快戒烟，与吸烟的危害要 15~20 年才能显现出来不同的是，戒烟的好处几乎是立刻就能显现的。30 分钟，一个小时，一天，一周，一年，十年，变化是持续的，看得见的。吸烟的人什么时候戒烟都不晚，越早越好。由于尼古丁高度成瘾，戒烟需要一次一次尝试。不吸烟的人则要避免"二手烟、三手烟"的伤害。

32

不酗酒，不饮劣质酒

2002 年，世界卫生组织（WHO）发布一项癌症监控报告，指出"要重视饮食，关注酒精在致癌中的作用"，提醒人们"酒"可能会致癌。而过度饮酒，尤其是酗酒，则可能导致酒精中毒，严重损害健康，并可诱发癌症。

肝炎＋嗜酒：肝癌发生率高

在西方国家，酗酒引起的肝癌占原发性肝癌的首位。在我国，由于乙

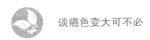

肝的高发病率，酒精性肝癌目前还居于次要位置，但是随着乙肝的有效控制，酒精所致原发性肝癌的发病比例和绝对数值呈逐年上升趋势。更需要引起重视的是，如果慢性病毒性肝炎患者酗酒，其 5~10 年内肝硬化和肝癌发生率比不酗酒者高数十倍。笔者对诊治为慢性乙肝的患者做过粗略观察，发现在数对患有慢性乙肝的兄弟中，酗酒者往往在 55 岁之前死于肝硬化和肝癌，而能够存活并得到进一步治疗的往往是那位滴酒不沾的兄弟。可见，慢性病毒性肝炎患者若还嗜酒，那对肝脏而言可谓"雪上加霜"，是对自己身体健康和生命极不负责任的表现。

劣质白酒：致癌性更强

值得注意的是，同样是喝酒不仅要控制饮酒的量，更要注意饮酒的质。酒精饮料在发酵或蒸馏过程中不仅会产生乙醇，还会产生多环芳香烃，包括苯并芘和苯并蒽，甚至还可能混杂有石棉之类的化学物质，这些都是很强的致癌物。酒的生产工艺越粗糙，致癌物含量越高，被长期摄入后危害性越大，致癌性越强。

劣质酒精饮品中还含有较多甲醛，甲醛在体内可以加速促进生命物质的衰老，从而成为加速促使癌变的重要因子。除此之外，酒精能溶解很多致癌物质，使其易于突破人体黏膜的防御屏障，更容易被组织吸收致癌；酒精还能诱导体内某些酶的活性，如多环芳烃活化酶、苯并芘羟化酶等，这些酶的活性增强以后，可加速其所催化的致癌物质的产量或活性，推进致癌过程。当然，酒精（乙醇）本身尚可以促使细胞突变，这也是酗酒者易发癌症的重要原因之一。

除了肝癌之外，酒精还可以引起口腔黏膜癌和咽喉癌，其中嗜酒者比不饮酒者喉癌发病率高 10 倍，嗜酒者食管癌发病率比非嗜酒者高 20 倍，胃癌和结肠癌也与长期和大量饮酒有关。

33

喝红酒防癌，缺乏科学依据

研究发现，红酒含有颇为丰富的白藜芦醇，这是一种多酚类化合物。《科学》上有一篇调查认为，白藜芦醇能干扰致癌的引发、促长、进展等过程，在分子层面上能促进一些微小 RNA 的生成，这些微小 RNA 能抑制乳腺癌的发展。另外，在动物模型中，学者们还指出白藜芦醇能调节细胞周期进程和分裂相关的基因表达，并活化免疫系统而抑制结直肠癌的发生、发展。除白藜芦醇外，红酒中还含有白皮杉醇和杨梅酮等多酚类物质，也具有潜在的抗癌作用。然而，这并不能说明饮用红酒具有防癌作用，毕竟这些实验使用的只是红酒中含有的一些有益健康的植物化学物，并且这些均是体外实验和动物实验，不能外推到人。

一项历时 28 年的追踪调查，收集了超过 100 000 名在职女护士的饮酒状况数据显示（每 2 年调查一次饮酒状况，包括饮酒种类、总量和频率，以及所有疾病发生状况）：超过 7 500 名参与者罹患乳腺癌，饮用红酒罹患乳腺癌的风险并不比其他种类的酒低，酒的种类对患癌风险并没有明显影响。这也许表明，红酒中如白藜芦醇等成分产生的健康效应极有可能被酒精等的危害效应所抵消。国际癌症研究所的一项研究也表明，各种酒类的饮用均会增加乳腺癌的患病风险，随着饮酒量增大，患病风险升高。因此说，现有的证据不能说明饮用红酒能防癌，甚至有可能增加患癌的风险。

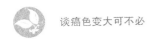

预防肝癌：贯彻两个"七字方针"

20 世纪 70 年代起，我国科学家依据对肝癌病因的理解，提出了"防霉、改水、防肝炎"的预防肝癌七字方针，至今已近 40 年。如今，我国经济建设高速发展，民众的生活条件也在发生变化。从预防肝癌的角度来看，除需要继续努力贯彻执行预防肝癌的七字方针"防霉、改水、防肝炎"外，今日，似乎还应加上"戒酒、减脂、多活动"，即两个"七字方针"。

戒酒

我国是肝炎大国，乙肝病毒慢性感染者目前至少还有 9 000 万，而这些人大多不知道"避酒"，酒精的促癌作用将在这些人身上充分发挥。而酒精损害肝脏是早已确认的。最新研究还表明，酒精可能不仅仅是"促进"肝癌的问题，意大利有报告认为，酒精是肝癌的直接致癌物质。也就是说，即使没有乙肝病毒感染，仅仅是喝酒，也可能会喝出肝癌来。

减脂

脂肪对肝细胞有毒性，脂肪肝会演变为脂肪性肝炎，患者血清转氨酶升高，持续不能纠正，便会发展为脂肪性肝硬化，甚至肝癌。若患者本身还有乙肝、丙肝病毒感染，这一过程可能被加速。即使患者没有乙肝、丙肝病毒感染，只是脂肪肝，若不予以纠正，发展下去也会发展为肝癌。丹麦学者报告，肥胖者发生肝癌的危险增加 1~9 倍；而美国的报告是，女性肥胖者肝癌增加 1~6 倍，男性则为 4~5 倍。而肥胖的人，大多伴有脂肪性肝病。

多活动

糖尿病的发生，除遗传因素以外，与脂肪肝相同，也多因多吃少动而诱发。糖尿病是肝癌的重要促发因素，糖尿病患者患肝癌的相对危险度 2.64，即高于无糖尿病患者患肝癌之危险 2.64 倍。研究证实，糖尿病患者的血糖浓度升高，可促成肝细胞的过度增殖；糖尿病患者体内多 "胰岛素样生长因子 -1"，还能促进肝细胞的分裂、增殖，与肝癌的发生也有关。还有，糖尿病患者因免疫功能下降，除容易引发感染以外，其实也容易引发癌症。

需要强调的是，对脂肪性肝病患者而言，肥胖和糖尿病都是肝癌的 "独立致病因子"。也就是说，在此类患者中，仅有肥胖或仅糖尿病一项，就可引发肝癌。

35

注意：胖人比瘦人更容易患癌

2007 年，英国某医学杂志发布了牛津大学学者的一项 "百万妇女研究" 报告，结果令人震惊：超重或肥胖增加了肿瘤发生率及死亡率。在 1996 至 2001 年期间，英国专家对 120 万名 50~64 岁妇女进行随访，随访 5 年间，有 45 037 肥胖者罹患癌症；随访 7 年间，有 17 203 肥胖者死于癌症。进一步分析发现：肥胖人群尤其容易罹患子宫内膜癌、食管癌、

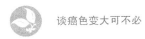

肾癌、白血病、多发性骨髓瘤、胰腺癌、非霍奇金淋巴瘤、卵巢癌、乳腺癌和结直肠癌，肥胖妇女罹患这 10 种恶性肿瘤的风险增加 1.61~2.89 倍。

此外，权威医学杂志《柳叶刀》公布了"肥胖增加患癌风险"最新系统评价和荟萃分析结论，涉及肿瘤病例总数达 282 137 例，结果发现：

男性：体质指数（BMI）的增加与男性食管腺癌、甲状腺癌、结肠癌和肾癌等发病危险显著相关。体重指数每增加 5 千克 / 米^2，食管腺癌、甲状腺癌、结肠癌和肾癌发病危险分别增加 52%、33%、24% 和 24%。

女性：体质指数的增加与女性子宫内膜癌、胆囊癌、食管腺癌和肾癌等发病危险显著相关。体重指数每增加 5 千克 / 米^2，子宫内膜癌、胆囊癌、食管腺癌和肾癌发病危险分别增加 59%、59%、51% 和 34%。

体质指数的增加还与男性直肠癌和恶性黑素瘤，女性绝经后乳腺癌、胰腺癌、甲状腺癌和结肠癌，男性及女性白血病、多发性骨髓瘤和非霍奇金淋巴瘤等发病危险相关。

防治肥胖及减少患癌风险，应避免过度贪吃美食，尤其是避免长期反复贪食高脂肪、高蛋白质、高热量食物。当然，更应注意保持体力活动及运动，避免懒怠及过度贪图享乐。脑力劳动者和活动量较少的人应加强锻炼，开展适宜运动，如快走、慢跑、游泳等。

36

天天运动：远离癌症威胁

虽然没有明确的证据表明，肥胖能够直接导致癌症的发生，但减轻体重的确能够帮助降低癌症发病率，尤其是乳腺癌和子宫内膜癌。有研究表明，33% 的癌症发生在肥胖人群中，其中男性的比例为 25%，女性为 37%。

预防肥胖的体育健身活动没有十分严格的要求，在健康状况和运动能力允许范围内，强度可大可小，运动项目任意选择。

选择中小强度的有氧运动：运动减肥时必须选择中小强度的有氧运动，并且肥胖程度越大，选择的运动强度应越小。运动强度以心率为判断指标。运动减肥适宜的强度应控制在安静心率加上心率储备的 20%~40%。所谓心率储备 = 最高心率 − 安静心率，最高心率 =220 − 年龄。

运动时间不少于 30 分钟：运动减肥持续的时间至少在 1 小时以上。这是因为运动过程中脂肪氧化供能比例开始上升的时间在运动后 20~30 分钟，随着运动时间的延长，脂肪氧化供能比例逐渐上升。如果一次运动时间少于 30 分钟，运动过程中脂肪消耗很少，则起不到减肥的作用。

选择感兴趣的运动项目：运动减肥要选择自己感兴趣的运动项目，对运动项目的兴趣是能坚持长时间运动的重要因素。运动过程中不能产生"痛苦"的感觉，积极主动地进行运动，才能产生良好的减肥和健康促进效果。游泳、快走、交谊舞、广场舞、健身操等是常用的减肥、健身项目。

肥胖并不一定发生癌症，但肥胖与癌症发病之间存在一定的关系，肥胖是癌症的一个易发因素。适宜的运动既可以预防、治疗肥胖，保持健康体重，提高人体各系统、器官的机能，同时也是预防癌症发生的重要措施之一。

37

防癌症：将体质指数控制在健康范围的下限

研究发现，肥胖与癌症之间的关系比人们通常以为的更密切。过多的人体脂肪不仅是引起子宫内膜癌的因素之一，还会引发食管癌、胰腺癌、

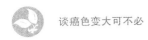

肠癌、绝经妇女的乳腺癌以及肾癌。研究显示，脂肪细胞释放出的雌激素等激素会增加患乳腺癌的风险，尤其腹部脂肪使人体的激素水平失控，从而使致癌风险程度相应提高。

为了预防癌症的发生，每个人都应该在健康体重范围内尽可能地瘦，将目标体重指数控制在健康范围内的下限。那么，什么是健康体重？事实上，至今还没有一个权威的说法。国际上通常采用体质指数（BMI），也称体重指数作为判断标准。体质指数是由体重（千克）除以身高（米）的平方求得的，用公式表示：BMI= 体重（千克）/ 身高（米）^{2}。我国成年人的判断标准。

BMI 小于 18.5 千克 / 米^2 者为消瘦；

BMI 在 18.5 千克 / 米^2~23.9 千克 / 米^2 范围者为正常（可视为健康体重）；

BMI 在 24 千克 / 米^2~27.9 千克 / 米^2 范围者为超重；

BMI 大于 28 千克 / 米^2 者为肥胖。

例如，张某体重 92 千克，身高 1.75 米，其体质指数为 30，属于肥胖。按照世界癌症基金会"在健康体重范围内尽可能瘦"的要求，他的体重应控制在接近健康体重的下限——BMI 接近 18.5 千克 / 米^2，同时，腰围应小于 90 厘米（女士小于 80 厘米）。

38

重视心理防癌作用

日本科学家做了这样一个实验，他们给完全相同的两组小鼠同时投放相同数量的致癌物质尿烷，但对其中一组小鼠在投放尿烷的同时，还给予精神刺激，十几个月后，两组小鼠进行比较，结果给予精神刺激的一组小鼠的肿瘤发生率比没有给予刺激的一组高出 5 倍，而且肿瘤的体积也大。有人用回顾性研究的方法，对肿瘤患者和一部分健康人做调查，发现肿瘤患者生病前 5 年内，不愉快的生活经历（如家庭不幸事件、工作高度紧张、人际关系不和谐等）明显多于健康人群。

　　人的心理状态对机体的免疫力有着很重要的影响，从自身做起，努力讲究心理卫生，保护和提高自己的免疫力，无疑是能够起到防病作用的。进行自我心理调节的方法很多，如有意识地调整自己个性中一些不良因素，如性格过于内向、情绪稳定性差、自我压抑等；经常对自己进行心理减压，做一些合理宣泄，如向家人或朋友倾诉自己的工作压力和内心的不快及做一些放松训练，如肌肉神经放松练习、冥想放松训练、想象生活中非常美好的事物和景色、做深呼吸运动等；建立良好的生活方式，劳逸有度，饮食有节；经常锻炼身体，多接近大自然等。如果能坚持上述生活原则，就可获得稳定的心理状态，肿瘤就会远离我们。

39

笑口常开，快乐之人少生癌

　　几千年前，人们已发现心理与癌症的关系，并不约而同地注意到快乐的人少生癌。长期的紧张、焦虑、抑郁、失望等，会引起人体内分泌失调，以及免疫功能减退，从而导致对癌症的易感性增加。因此，这些人与豁达开朗的人相比，比较容易患癌症。不仅如此，同是癌症患者，有的长期陷入不良情绪中，不能自拔；有的则很快走出情绪的低谷，坦然面对，积极治疗。毫无疑问，与后者相比，前者的病情往往不易控制，预后也差得多，

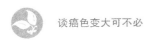

因为其内分泌失调和免疫功能下降会更趋严重。

近年来的研究发现，在所有癌症患者中，存在痛苦心理甚至发生抑郁症的占 30%~60%。所谓痛苦心理，是指癌症患者在患癌以后产生的一系列心理紊乱症状。这些症状既包括癌症造成的身体不适，也包括癌症带来的心理损害。例如，对被确诊为癌症的不满、愤慨，对癌症治疗本身和不良反应的恐惧、焦虑，对治疗结束后癌症可能会复发或转移的担心、忧虑，以及癌症或治疗造成的器官功能紊乱、行为改变，等等。癌症引起的诸如此类的心理痛苦，常常会明显地影响到情绪和生活，使患者食不甘味，睡难成眠，离群索居，终日忧心忡忡。

祖国医学历来重视"上工治未病"，按现代医学的说法，也就是"预防第一"。在预防癌症这个问题上，我们绝不能"只见物质、忽视精神"，要以健全的心态直面癌症，笑对人生。作为癌症患者，应能从新认识自我，摆脱不良情绪的阴影，树立其战胜癌症的信心，以较好的心理状态配合治疗，争取最好的治疗效果。

防癌症：不要"性乱"

研究表明，健康适度的性生活可以缓解压力、改善睡眠、调节内分泌、提高免疫力，不仅不会致癌，反而可以防癌、抑癌，甚至抗癌。但是，不科学、不健康的性生活则与以下几种癌症有关联。

阴茎癌：阴茎癌的发生除了与包皮垢反复刺激相关，还可能与病毒感染相关，单纯疱疹病毒是阴茎癌的可能致癌因素，阴茎癌性伴侣宫颈癌的发病率升高 3~8 倍；人乳头瘤病毒（HPV）主要通过性接触传播，可以感染各器官上皮，造成尖锐湿疣发病迅速上升，而尖锐湿疣是阴茎癌癌前病变的一种。在儿童期行包皮环切术，可避免绝大多数阴茎癌发生，同时造福其伴侣，降低宫颈癌发生。

宫颈癌：宫颈癌的发生与性行为密切相关，性活跃、初次性生活小于16 岁是宫颈癌发生的重要影响因素，与阴茎癌、前列腺癌或其性伴侣曾患宫颈癌的此类高危男子性接触，则宫颈癌发生概率明显增高。HPV 感染是宫颈癌的主要危险因素，90% 以上宫颈癌患者伴有高危型 HPV 感染。单纯疱疹病毒也可能与宫颈癌发生有一定关系。接种 HPV 疫苗和使用避孕套，可以预防宫颈癌的发生。

口咽癌：流行病学调查发现，无吸烟、饮酒习惯的口咽癌患者与宫颈癌有类似的危险因素，如性伴侣数量多、初次性行为低龄化、口交性行为史和生殖器疣病史，同时检测发现其 HPV 阳性。有研究人员认为，这些特定口咽癌患者通过口交等性传播获得，也有研究人员称之为"性传播性癌"，当然该说法还需进一步验证。增强防护观念，必要时使用口交专用安全套和安全膜，可预防通过口交途径引起的感染性传播性疾病。

前列腺癌：前列腺癌与性生活的关系比较复杂，目前尚未有定论，只能说"与性生活可能相关"。有研究认为，射精对前列腺有保护作用，可以防止前列腺癌发生；还有学者提示，性传播性疾病如 HPV 感染与前列腺癌发生之间有关联。但同时另有研究人员提出了不一致的研究结论。对于前列腺癌的预防，在性生活方面还无法提出具体的指导意见，因此，建议有排尿问题的中老年前列腺疾病患者及早到泌尿外科进行前列腺特异抗原——PSA 等筛查，由专科医师决定是否需行超声引导下前列腺穿刺活检确诊。

可见，不是性生活导致癌症，而是不洁性生活可能导致相应癌症发生，HPV、单纯疱疹病毒等可能在其中发挥关键作用，初次性生活年龄、性伴侣数量则是重要影响因素。因此，我们应洁身自好，拒绝不洁性生活，关爱自己、保护性伴侣。

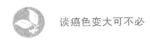

警惕 "家族性肿瘤" 偷袭

在临床上，医生在追溯恶性肿瘤患者家人健康状况时，常会发现他们的父母、子女、兄弟姐妹或家族中的其他成员也有此类或相关的恶性肿瘤病史，这称为恶性肿瘤的家族聚集现象。看到一个家族中相继多人罹患恶性肿瘤，一些人便认为，肿瘤会遗传。其实，家族聚集现象并不等同于遗传，肿瘤的发生需要遗传因素和环境因素共同作用，并经过一段比较长时间的演变，最后才会长成肿块。

四大恶性肿瘤有 "家族聚集性"

(1) 大肠癌

大肠癌的遗传倾向明显，有 20%~30% 的患者与遗传有关，其中，约半数为遗传性大肠癌，包括遗传性非息肉病性大肠癌和家族性腺瘤性息肉病。

遗传性非息肉病性大肠癌：在大肠癌患者中，5%~10% 为本病患者，具有发病年龄早、以右半结肠为主、多原发大肠癌发生率高、家族成员肠内外恶性肿瘤发生率高等特征。此病患者 20 岁起发生肠癌的风险开始增加，45 岁时明显增高，到 60 岁时，57%~80% 的患者将发生结直肠癌，并且此病患者的一级亲属中约 80% 将发生本病。

家族性腺瘤性息肉病：占全部大肠癌患者的 0.2%~1%，半数患者的子女将会发病。该病患者 5~10 岁即可出现大肠腺瘤，25 岁左右时已有 90% 发生腺瘤，如不治疗，日后很容易癌变。

（2）乳腺癌

乳腺癌是女性中发病率最高的恶性肿瘤，有 15%~20% 具有家族聚集性，其中 5%~10% 为遗传性乳腺癌。通常具有发病年龄轻、双侧乳腺癌发病、与其他恶性肿瘤包括卵巢癌、结直肠癌和前列腺癌的发病有关等特点，研究证实，母亲患乳腺癌，姐妹中又有人患该病，剩下的女性一级亲属中患该病的概率达 50%。

（3）卵巢癌

卵巢癌中 3%~13% 具有遗传性，其诊断年龄平均 48~51 岁。遗传性卵巢癌最主要的特点为发病年龄轻，易双侧卵巢发病，家族中可见乳腺癌、结直肠癌、子宫内膜癌等。

（4）胃癌

研究显示，有胃癌家族史的人群，胃癌风险是普通人群的 1.5~3.5 倍。胃癌的家族聚集倾向仅次于大肠癌和乳腺癌，遗传性胃癌在胃腺癌中占了 5%~10%。

"家族性肿瘤"防范措施

要积极防治家族性肿瘤，首先要了解肿瘤的家族病史，这对家族成员推断自身的患病种类及患病概率都有极大的帮助。

其次，由于家族性肿瘤多数涉及遗传基因，尤其是遗传性肿瘤常有早年发病的特点，有家族性肿瘤，特别是有遗传性肿瘤的家族成员，应当及早开始相关肿瘤的筛查和监控。例如，遗传性非息肉病性大肠癌的家族成员应自 25 岁起，每年进行肠镜检查和肿瘤指标检查；乳腺癌 - 卵巢癌综合征家族成员也应从 20 岁后开始盆腔、宫颈、乳腺、血 CA125 等相关检查，必要时可在完成生育功能后进行预防性器官切除。

再次，家族恶性肿瘤患者中有明确基因异常者，家族其他成员可以进行相关基因检测，以便于进行筛查和干预。

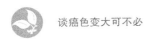

需要强调的是，具有家族聚集现象的恶性肿瘤遗传的是对肿瘤的易感性，既然"抵抗力"差，那么，家族成员要减少与有毒有害物质的接触（如化学性、放射性，甚至烟酒等已知具有致癌能力的物质），健康饮食，充足睡眠，适当锻炼，养成良好的生活习惯，以及保持平和的心态等，都能对防治肿瘤起到一定作用。

42

"老来瘦"，要警惕恶性肿瘤

大多数人都以为老年人瘦一些会更健康长寿。事实上，过瘦也是不健康的。如果不是刻意节食及减肥，身体突然变瘦，这并非意味更健康，相反可能警示身体出了毛病，甚至这可能是恶性肿瘤的信号。研究证实，"老来瘦"及消瘦是恶性肿瘤的常见临床症状之一。而造成癌症患者消瘦的主要原因有：①肿瘤不断生长，摄取大量人体营养物质，成为一种慢性消耗。②肿瘤组织破坏机体产生毒素，导致患者出现厌食和发热。厌食减少了营养物质的摄取，发热增加了身体的消耗。③肿瘤引起慢性出血，造成患者消瘦和贫血。④肿瘤引起消化和吸收功能障碍，影响营养物质的摄取。

那么，"老来瘦"瘦到什么程度要警惕健康问题？最好的办法当然是定期称体重，因为体重是反映人体健康状况的晴雨表。要学会通过体重判断健康状况，首先需要知道如何计算老年人的正常体重。60 岁以上老年人的标准体重计算公式如下。

60 岁以上男性标准体重（千克）＝身高（厘米）×0.65 － 48.7

60 岁以上女性标准体重（千克）＝身高（厘米）×0.56 － 33.4

举例说明：一位老年男性年龄 65 岁，身高 170 厘米。该老年男性的标准体重为 170（厘米）×0.65 - 48.7=61.8 千克。如果体重明显低于上述正常标准范围，提示"老来瘦"有问题。

除与标准体重相比较外，判断老年人是否消瘦的另一标准，是与老年人自身既往体重相比较。体重较既往基础体重减少 10% 以上，说明"老来瘦"的健康问题亮起了红灯，甚至可能存在肿瘤性疾病的危险。

需要说明的是，"老来瘦"及消瘦，不是恶性肿瘤的特异性临床表现。换句话说，有些癌症患者，如肺癌、乳腺癌、子宫颈癌、肝癌的早期并不表现消瘦；而有些非癌症疾病，如结核病、慢性消化不良等均可有消瘦。

恶性肿瘤的其他早期信号

老年人一旦出现进行性消瘦，应去医院仔细检查。除消瘦以外，癌症的早期信号还有：①身体某个部位出现肿块。尤其是质地坚硬、不易推移、无痛的肿块，出现在耳后、颈部、锁骨上窝、甲状腺部位、乳房及腹部肿块，要警惕肿瘤的可能。②不明原因的出血。对老年人来说，任何部位的出血都应该就医检查，特别是痰中带血或咯血、呕血或黑粪、大便带血、血尿、绝经后阴道出血、回缩鼻涕带血以及乳头出血等，皆应警惕有癌症的可能。③上腹不适。上腹部闷胀、隐痛、嘈杂等不适感，经过一个阶段治疗后不见改善，应该就医检查，以排除胃癌、肝癌、胰腺癌等。④不明原因的贫血。⑤无痛性黄疸。不伴有上腹部疼痛的黄疸，尤其是进行性加深的，要考虑是否有胰头癌的可能。⑥吞咽困难。吞咽困难者有食管癌的可能性，但早期可能只是表现为进食时胸骨后不适。⑦声音嘶哑。经治疗不见好转者应立即检查。⑧大便习惯改变。有便秘、腹泻、大便变细者应就医检查，以排除结肠、直肠癌的可能。⑨溃疡经久不愈。尤其是在唇、舌、下肢等部位的溃疡，如果久治不愈应考虑癌变的可能。⑩黑痣增大。黑痣明显增大，伴出血、流水的，应立即就医检查。

如果老年人出现了消瘦，还伴有上述症状，此时应即刻去医院诊治，

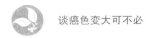

不要疏忽，以免延误对癌症的及时诊断。

43

女人：走出癌症防治误区

（1）生癌症的大多是抽烟喝酒的男性，女性很少患癌症

专家解析：癌症严重威胁着人们的身心健康和家庭幸福。长期以来，人们普遍存在着这样一种错误观念：生癌的大多是那些抽烟喝酒的男性。据世界卫生组织权威估计，全球每年新发癌症病例 1 300 万，每年 750 万人因癌症死亡，其中女性占到了 40% 以上。

（2）吸烟有助于保持体型，可达到减肥的目的

专家解析：近年来，中国年轻女性吸烟率明显增高，原因是她们认为吸烟能够保持体型，达到减肥的目的。这样的想法无异于饮鸩止渴——牺牲健康的美是畸形的。烟草摄入与 100 多种癌症有关。国际癌症研究中心的致癌物清单上，烟草已被确认是卵巢癌、子宫体癌的致癌物，乳腺癌的可能致癌物。除了女性特有癌症外，对于常见的肺癌、大肠癌、胃癌、食管癌、胰腺癌，烟草也是确认的致癌物。

（3）女性只要不抽烟就没事

专家解析：我国男性吸烟率高，导致女性被动吸烟非常普遍，一半以上的女性常常处于被动吸烟的状态。10 年前，被动吸烟已被确定为人类致癌物。因此女性应避免身处有烟的环境，包括家庭、工作场所、公共场所等。如果家里有吸烟者，家庭主妇要立场坚定地维护室内空气清洁，让吸烟者去室外吸烟；如果工作场所有吸烟者，女职工要积极维护自身权益，推动工作场所室内禁烟。

（4）同样是肥胖，男性患癌风险高于女性

专家解析：近年来全球癌症研究的一大令人瞩目的进展就是明确了肥胖与癌症的关系，全球新发癌症中 1/3 到 1/4 与肥胖直接相关。肥胖会明显提高乳腺癌、子宫内膜癌、食管癌、胰腺癌、大肠癌、肾癌、胆囊癌和甲状腺癌的发生危险，在中国，女性中这几类癌症合起来的发病数要比男性高出 1/4。因此同样肥胖，女性患癌风险要高于男性。要降低患癌风险，维持健康的体重至关重要。

（5）男性比女性更容易受到酒精的伤害

专家解析：以往的研究发现，女性如果大量饮酒与男性一样会增加患癌风险。但最新研究发现，女性比男性更容易受到酒精的伤害。即使是中低程度的酒精摄入也会增加乳腺癌发病危险，每天饮用仅 5~10 克的酒精，乳腺癌发病危险增加 15%；每增加 10 克酒精摄入量，乳腺癌发病危险增加 10%。许多女性平时不喝酒，但逢年过节或聚会，会发生一次性过量饮酒，研究表明，偶尔过量饮酒也同样会显著增加妇女乳腺癌的风险。因此，从预防乳腺癌的角度，建议女性应该马上行动起来，像拒绝烟草一样拒绝酒精。

（6）性生活、生育、母乳喂养等与患癌风险无关

专家解析：有研究发现，婚后未生育，或在 35 岁之后才生育、生育不哺乳或很少哺乳的人，乳腺癌风险会增大；过早进行性生活、性伴多、多生育、过早生育会增高宫颈癌的危险。因此，作为女性，应该多了解健康生殖生育知识，保持健康安全的性生活，合理安排生育，尽可能延长母乳喂养时间，以减少未来患癌的风险。

（7）不安全的性生活有可能导致性病，但与宫颈癌等并无联系

专家解析：医学研究发现，人乳头瘤病毒（HPV）持续感染是宫颈癌的明确病因。不安全的性生活不仅会增加感染性病的风险，同时也会增加感染 HPV 的危险，这也是我国城市 30~49 岁女性宫颈癌高发的主要原因。而在一些贫困的农村地区，宫颈癌高发的原因是卫生条件落后导致女性普

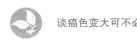

遍感染 HPV。

（8）作为女性，体检比较麻烦，也不一定有多大的用处

专家解析：女性做体检非常重要。以癌症为例，其从发生、发展到变为"浸润性癌"，一般会经历比较长的"疾病前驱期"，使得我们有机会早期发现、诊断和治疗之，从而获得好的治疗效果，甚至有根治癌症的机会。女性常见的乳腺癌和宫颈癌等，如果诊断时为早期，绝大部分都能获得治愈，而癌症早发现关键在于定期体检。

四项有益措施保护乳腺

（1）要舍得"口福" 研究证实，乳腺癌的发病与体重的增长有密切关系。因此，为降低乳腺癌发生危险性，女性要舍得"口福"，少吃不健康的高热量、高脂肪饮食，多吃健康食品。例如，多吃豆制品、玉米、食用菌类、海藻类、大蒜、西红柿等食品，经常适当地多吃些鱼。

（2）保健品别乱吃 现在市场上的很多女性保健品，例如营养素、口服液等都含有一定量的雌激素，雌激素是一把"双刃剑"，的确能延长女性"青春期"，但也可能带来乳腺导管上皮细胞增生，甚至癌变。另外，到了绝经年龄，不要人为用很多雌激素来推迟绝经，因为乳腺完全是一个自然生态相关的器官，刻意的推迟绝经，对乳腺非常不利。

（3）生育也别太晚 很多都市女性不愿意生育或推迟到 30 岁以后生育，这使她们失去一次增强抵御乳腺癌能力的机会。因为女性第一次足月妊娠可以导致乳腺上皮发生一系列变化而趋成熟，使上皮细胞具有更强的抗基因突变能力。所以，怀孕、分娩、哺乳虽然辛苦，但可大大增强女性抵抗疾病的能力，这种能力越早获得，对于防止乳腺癌发生越有利。

（4）终生坚持锻炼　终生坚持参加体育锻炼有助于降低女性患乳腺癌的危险性，如散步、骑自行车和跳健身操等都能够使女性患乳腺癌危险降低。研究证实，平时活跃的女性，她们参加锻炼的时间平均超过每周三个半小时，患乳腺癌的可能性只有不活动女性的一半。因此，女性平时应积极参加体育锻炼，以减少身体内脂肪堆积，保持健康，抵御乳腺癌的侵袭。

45

预防宫颈癌，远离不洁性生活

迄今为止，尚无药物可以完全预防和治疗宫颈癌。但是，随着人们对人乳头瘤病毒（HPV）的不断深入研究，现今世界上已批准使用两种HPV疫苗，以预防宫颈癌发生。需要强调的是，虽然预防性HPV疫苗的开发和应用是防治宫颈癌的一大进展，但还需不断观察和完善。目前报道，该疫苗的有效性仅为5年或稍长时间，接种后仍需定期接受宫颈癌筛查，而并非接种疫苗后可"一劳永逸"，更不能从此不遵守性道德、性卫生。

研究证实，过早的性行为、多个性伴侣、性传播疾病史、吸烟、口服避孕药、免疫抑制疾病如器官移植、HIV感染，均与HPV感染及宫颈癌和癌前病变发病有关。男性的性伴侣在HPV感染传播中起重要作用，研究表明，男性阴茎鳞癌的伴侣，其宫颈癌发病率明显增高。因此，女性朋友要注意性卫生，减少多个性伴侣等高危因素，以有效地阻止HPV感染，降低宫颈癌发病率和死亡率。

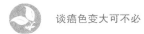

女性不滥用"激素替代"

随着人类平均寿命的延长，女性大约有 1/3 的时间是在更年期后度过的。更年期以后，由于体内性激素水平下降，会出现潮红、发热等一系列植物神经系统功能紊乱症状，以及骨质疏松症、心血管疾病等老年慢性病。激素替代疗法（HRT）不仅可以有效缓解绝经相关症状，还可以预防老年慢性病发生，因此，激素替代疗法曾一度被喻为是可以永葆女性青春的"灵丹妙药"。遗憾的是，随着时间的推移，激素替代疗法又被人们"传言"会增加乳腺癌的危险性。

那么，激素替代疗法真的会增加乳腺癌发生风险吗？目前，医学界认为，雌激素和（或）孕激素补充治疗 5 年之内，并不会增加乳腺癌发生风险；激素替代疗法 >5 年者，乳腺癌的发生风险尚不确定，但即使危险增加，也小于其他危险因素，如肥胖与酗酒的影响。此外，医学人员还表示，使用不同种类的雌孕激素，可能对乳腺癌的发生风险有不同影响：单用雌激素不会增加乳腺癌的发生危险；联合使用雌激素和天然孕激素（微粒化黄体酮胶丸和黄体酮胶囊）或地屈孕酮，可能不增加乳腺癌发生风险。因此，建议更年期女性使用天然或接近天然的孕激素。

激素替代治疗不应被滥用，只有出现潮热、睡眠障碍、情绪障碍等绝经相关症状，以及阴道干涩疼痛、排尿困难、尿频尿急等泌尿生殖道萎缩症状，或骨质疏松症的绝经女性，才是激素替代疗法的适宜人群，不能单纯为了延缓皮肤老化等目的，而随意使用激素替代疗法。此外，目前已知或可疑患有乳腺癌的女性，仍属于激素替代疗法的禁忌人群，不适合接受激素替代治疗，而曾患有乳腺良性疾病或有乳腺癌家族史的女性，则需谨慎使用激素替代疗法，同时采取更为严密的监测措施。已经接受激素替代疗法的女性，每年至少需进行 1 次乳腺体检，以及乳腺钼靶 X 线摄影检查或乳腺超声检查，以筛查乳腺疾病。

47

准妈妈做得好，宝宝不生癌

到目前为止，儿童癌症的病因除遗传因素外还不完全清楚。但怀孕期母亲，特别是孕初 3 个月内的准妈妈的生理健康，可能直接影响迅速生长发育的胎儿的健康，从而影响儿童发生癌症的概率。

（1）家庭生活

空气污染：已有大量证据表明，住房密封程度越高，空调使用时间越长，空气污染程度就越高。在污染物中，不仅包括病原微生物，还包括残留的装修及建筑材料、家具中的有毒物质。因此，每天最好开窗一小时，以保持空气流通，减少空气污染。

放射性物质：由于室内装修材料、油漆、涂料及新家具大多含有苯、四氯化碳、甲醛（可引起刺眼、流泪）、二氯甲烷等致癌物质，因此，装修完工后，要让室内的油漆味、胶水味、家具味经开窗排放出去，待通风至少 3~6 个月后才能住人。

厨房卫生：燃烧煤气、液化气或其他气体燃料时，一定要注意通风，以使燃烧不完全的气体排出室外。炒菜或油炸食品时，油温不能太高，不能让油锅冒油烟，尽量减少煎、炒、油炸、熏烤的烹调方法，提倡蒸、煮、凉拌、溜等烹调方法。厨房还需通风或安装排油烟机，以减少厨房污染。

职业状况：在厂矿、车间工作的人，不要把工作服带回家，下班后要

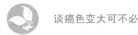

洗手或洗澡。

（2）饮食营养

合理饮食对减少癌症发生极为重要。世界癌症基金会在"饮食与癌症关系"报告中指出，饮食失衡是引发癌症的病因之一。因此，准妈妈要改变不合理的饮食习惯，少吃肉，多吃鱼类、蔬菜和水果。烹调肉类食品时应尽量煮熟，烤肉、腌肉和熏肉只能偶尔食用，不要酗酒。

（3）药物应用

1981 年，美国技术评估局提出三类有可能致癌的药物：第一类：氯霉素、右旋糖酐铁、苯妥英钠、苯巴比妥、苯内胺、利血平、黄体酮、保泰松、安采明、乙烯雌酚。第二类：氨甲喋呤。第三类：灰黄霉素、吩噻嗪、氯喹等。此外，抗癌药物，如马利兰、马法兰、硫唑嘌呤、甲基苄肼、痛可宁等均可致癌，故孕妇应避免应用这些药物。

此外，研究已证实，孕妇在妊娠早期时服用己烯雌酚，可使分娩的女婴在青春期发生阴道腺癌的危险性达到 1/1 000。该药同时又具有致癌性，故孕妇应避免应用。

（4）电磁辐射

一般地说，视屏产生的电磁辐射对从事视屏作业的工作人员，如电脑操作人员本身 DNA 的损伤不明显，但它可引起子代胚胎组织 DNA 的损伤。长时间从事视屏作业的不良体位，会使盆腔局部血液循环不畅，不利于胎儿发育。专家建议：妊娠期妇女，尤其孕期 3 个月内的准妈妈，最好暂时调离视屏作业岗位，尽量不接触或减少接触视屏作业，戒除网上聊天、购物、漫游嗜好。如果必须从事视屏作业，每周最好不超过 20 小时，增加工间休息，每 20~30 分钟起来走动一次。

48

防癌：坚持母乳喂养

说到"母乳喂养"的好处，大家都很熟悉。但是，说到"母乳喂养"居然是世界癌症基金会提出的重要防癌措施之一，不少人对此感到不解。事实确实如此，哺乳对母子的长远健康意义，甚至可能超过哺乳对婴儿营养益处的本身。

利己：母亲防癌

世界癌症研究基金会总结全球 100 多项关于母乳喂养降低癌症发病风险的相关研究，获得了令人信服的研究证据。对母亲来说，哺乳可以减少绝经前期发生乳腺癌的危险，坚持哺乳的总时间越长，母亲发生乳腺癌的风险越低。产后哺乳期，如果母亲对自己的孩子母乳喂养坚持 6 个月以上，就可以使乳腺癌的发病风险降低 5%。有乳腺癌家族史的妇女，哺乳期坚持母乳喂养也具有降低乳腺癌发病风险的作用。此外，调查研究发现，母乳喂养还可以降低绝经前期患卵巢癌的风险。

母乳喂养时间与乳腺癌患病率

国家	母乳喂养时间	70 岁时乳腺癌患病率
经济发达国家	2~3 个月	6.3%
较贫穷的国家或地区	1~2 年	2.7%

注意：无论生育孩子的数量多少，每进行1年的母乳喂养，就可能使乳腺癌的患病率降低4.3%。

— 利人：孩子防癌

　　长期以来，中国的许多家长总是希望孩子生长得越快越好，体型越大越好，以致母亲在接受喂养知识宣传中，重点关注的是如何保障婴幼儿营养，而忽视了过度使用高脂肪、高糖的配方奶喂养婴幼儿，可能导致婴幼儿快速生长发育，甚至导致超重和肥胖，从而为孩子埋下日后患癌的风险。

　　母乳喂养婴幼儿，不仅可以避免孩子超重和肥胖，减少患癌风险，还可能在生命早期减少受到配方奶中可能包含的致癌物的影响。目前已有充分证据证实，接受母乳喂养的儿童，不仅肥胖发生率降低，而且白血病发病危险也降低。而接受人工喂养的儿童，超重和肥胖发生率高，患癌危险性增加。

49

新生儿接种乙肝疫苗

　　原发性肝癌是我国常见恶性肿瘤之一，其发病率居全部恶性肿瘤的第三位，而死亡率则占第二位，是一个严重危害我国民众生命健康的疾病。我国民众的肝癌 95% 与乙肝病毒感染相关。而接种乙肝疫苗预防乙肝病毒感染的有效率几近百分之百，而且副作用发生率极低。故我国政府已将其列入儿童计划免疫之中，并为推动此项预防工作的实施，儿童乙肝疫苗的接种为全免费项目。二十余年来，由于乙肝疫苗的接种已使我国减少了 8 000 万乙肝病毒感染者。乙肝疫苗虽是预防乙肝病毒感染的疫苗，但预防了乙肝病毒感染必将降低肝癌发病率，所以，事实上，乙肝疫苗也是预防与乙肝病毒相关的肝癌的疫苗。

如今，已经有报道：在已经接种了乙肝疫苗的我国青少年中，肝癌的发病率明显下降，有理由相信，由于乙肝疫苗接种的持续推广，我国肝癌的发病率必将进一步下降。不过，我国人口流动性大，儿童计划免疫工作还需进一步加强。乙肝疫苗的接种工作也有两点需要强调：一是全程接种。乙肝疫苗全程接种需在婴儿出生当日、一个月后及半年后各注射一剂，若不能全程接种，则不能达到有效预防乙肝病毒感染的目的；二是及时接种。及时接种是指婴儿娩出后应立即接种，这对母亲为乙肝病毒感染者的婴儿更重要。

肝癌是一种极为严重的疾病，接种乙肝疫苗便能预防，而且事实上，预防的不仅仅是肝癌，也预防了急、慢性乙型肝炎，以及因乙肝病毒引发的肝硬化与其并发症，如门脉高压、脾功能亢进、肝功能衰竭，等等，可以说是一举数得。

50

警惕，艳丽童装含致癌染料

每逢新学期开学或节假日，许多家长总不忘给小孩添置艳丽的新衣。大人们的这番心思可以理解，无非是希望孩子在新学期、新学年有新气象，增加他们的信心。但是，暗藏在艳丽服装背后的"陷阱"——偶氮染料可以致癌，却被众多家长忽视，甚至有人对此还闻所未闻。

偶氮染料又叫可分解芳香胺染料，是由 24 种可致癌芳香胺合成的染料。其中以 2- 萘胺和联苯胺杂致癌毒性最强，它的致癌性远比大家熟知的苏丹红厉害。更令人担忧的是，这种染料没有特殊气味，不溶于水，因此不能通过洗涤等方式来减轻其危害，更无法凭感官鉴别，只有通过专门的

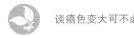

仪器才能检测出来。

如果经常穿着由偶氮染料着色的服装,染料不可避免地会被皮肤吸收。轻者出现头晕、恶心、疲倦、失眠、呕吐、咳嗽等不良症状,重者则会导致膀胱癌、输尿管癌、肾癌等恶性疾病。由于儿童仍处于生长发育阶段,各脏器功能没有发育完全,所以穿着此类服装的危害更甚。

谨记三看,助你选童装

《国家纺织产品基本安全技术规范》规定:禁止生产、销售、进口含可分解芳香胺染料(偶氮染料)的纺织产品。但事实上,在市场上仍可买到未达到这一强制性标准的服装。

为避免一不留心买到"带毒"服装,有关专家建议,消费者在购买童装时,应该谨记"三看"。

(1)一看商品标识 包括吊牌和衣服上的耐久标签。尽量选择标牌上标有国家纺织品强制性标准 GB18401-2003 的服装,要看清楚标牌上有没有标注不含可分解芳香胺染料,或者向经营商索取服装检验报告,以免买到含致癌染料的衣服。

(2)二看商品质量 一般服装质量划分为优等品、一等品和合格品。优等品自然在质量上比一等品和合格品更胜一筹。消费者也可以通过目测、触摸、试穿等简单方法了解服装的品质。

(3)三看服装原料 首选是白色纯棉织物,因为其手感柔软、透气,如普通纯棉或天然彩棉制品。由于儿童的皮肤比较细嫩,购买接触皮肤的内衣,更要以白色纯棉为主,不宜选用颜色鲜艳服装。

诊断篇

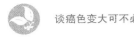

科技进步，使癌症
早发现成为可能

早期发现癌症并积极治疗，是攻克癌症的关键。如今，随着科技的进步，新的检查方法层出不穷，使癌症早发现成为可能。

—— 内镜与影像：提早发现"异常状况"

在癌症引起症状前，采用 X 线、CT 以及内镜等手段，可使癌症早发现成为可能。乳腺钼靶 X 线摄影检查可以使乳腺癌早发现 0.5~4 年，美国癌症协会推荐 40 岁以上的女性每年进行该检查；大于 55 岁、大量吸烟人群（吸烟年数 × 每天包数 ≥ 30）每年进行一次低剂量螺旋 CT 检查，比单纯行 X 线胸片筛查的人群死亡率降低20%；40 岁以上人群进行胃镜筛查，可早期发现胃癌，提高生存率。

传统影像学检查仅能对肿物的大小与形态进行判断，无法准确判断其性质。如今，专家利用恶性肿瘤代谢旺盛这一特点，广泛应用标记放射性核素显像的 PET 或 PET/CT 判断肿物的性质、寻找转移灶等。近年来，迅速发展的分子影像学可在细胞、分子与基因层面对肿瘤进行识别。相信在未来的数年内，特异性高亲和力的靶向探针、制作精良的生物信号扩大系统，以及敏感快速的高分辨率成像技术，将成为分子影像技术发展的关键，其在 CT、MRI 与 B 超中都具有广阔的应用前景。

细胞生物学：寻找肿瘤蛛丝马迹

随着肿瘤的发生与发展，一些抗原、酶、激素、受体、糖蛋白会发生变化，专家通过检测血液中这些物质含量的多少来判断肿瘤是否存在或发展，这些物质就是肿瘤标志物。目前，在临床应用较广泛的肿瘤标志物包括 AFP 与肝癌、CA125 与卵巢癌、CA199 与胰腺癌、CEA 与结直肠癌以及 PSA 与前列腺癌等。然而，目前仍没有完美的肿瘤标志物，指标的升高或降低不能完全代表肿瘤的存在与否。未来，随着基因组学与分子流行病学的发展和检测技术的提高，我们期待新标志物的出现及更好的联合预测方法。

目前认为，癌症是全身性疾病，血液内或多或少都存在着肿瘤细胞，检测血液循环中的肿瘤细胞，可以为癌症的早发现提供确凿的证据。目前已有众多方法被逐渐使用，如基于抗原抗体的磁性分离法、基于细胞形态的密度梯度离心法，以及基于肿瘤大小的物理分离法。可以预见的是，随着检测灵敏度的不断改进，检测血液循环中的肿瘤细胞，必将在癌症早发现中一展身手。

基因检测：从治疗到预防

现有的研究发现，各种癌症或多或少都与遗传因素相关，遗传特征决定肿瘤的易感性。对癌症患者进行基因检测可以在基因层面找到部分病因，并进行针对性的靶向治疗；对正常人则可以预测日后罹患某种癌症的可能性，并提早进行针对性干预。目前已发现多个与癌症相关的基因，如BRCA1 及 BRCA2 突变患者日后患乳腺癌概率升高；CDH1 突变是遗传性弥漫型胃癌的重要病因等。然而，由于特定癌症与哪些基因存在关联尚未被充分证明，且基因检测费用高昂，故这项技术应用于整体人群的筛查还需时日，而对高危人群的筛查已经有应用于临床的报道。

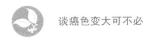

还"舒服着"就要找医生看看

"哪儿不舒服了，找医生看看"，这是如今患者就诊的主要模式。如果不舒服了，还不找医生看，那就是被自己耽误了，这个原则对许多疾病都适用。但是，对于肿瘤来说却不适用，因为肿瘤早期并不会造成患者的明显不适，即无明确的症状，而一旦出现症状，常常为期已晚。"怎么不早点来看"，这是医生常常责问患者用的言词，患者的亲友、同事常常也会有类似的说法。对于一般的病，患者会理解确实是没有重视。但是，对肿瘤患者来说，患者会觉得委屈，因为早些时候并没有什么症状。肿瘤一旦发现过晚，常难于治疗或治疗效果很差，甚至因此丧失治疗的机会而抱憾终生。

这个问题如何解决？只有改变等到"不舒服了"再"找医生看看"的这个疾病诊疗模式才行。也就是说，还"舒服着"的时候就要找医生看看。现在不少单位组织职工定期进行体格检查，也就是要让员工在还"舒服着"的时候找医生看看，发现一些早期没有症状的疾病，以便及时治疗。比如糖尿病、高血脂、高血压等，特别是恶性肿瘤，更需要及时诊断和治疗。

在自觉无病的时候进行体格检查，是重要的防癌举措，特别应重视对癌症高危对象的检查。每一个人都有可能患癌症的危险。但研究表明，患癌症的危险并非人人均等，有一些人特别容易患上某种癌。于是，肿瘤学上便将这些人称为某种癌的"高危对象"。他们患某种癌的危险比别人可能高出数倍至数十倍。对于这些人来说，防癌之事显然就更应引起注意了。比如吸烟的人，尤其是 40 岁以上吸烟史超过 20 年的人，是肺癌的高危对象，他们与不吸烟的人相比，发生肺癌的危险性高 10 倍。慢性乙肝或丙肝病毒感染者，尤其是 40 岁以上者，是肝癌的高危对象，患肝癌的危险性较没有肝炎病毒感染的人要高 30 倍。慢性萎缩性胃炎、胃溃疡、胃息肉以及曾作过胃大部切除术的患者，是胃癌的高危对象。家族性大肠息肉症、溃疡性结肠炎以及克隆病患者，是大肠癌的高危对象。慢性乳腺囊性增生的患者、母亲或姐妹中有乳腺癌患者的人，是乳腺癌的高危对象。早婚多产、性行为紊乱及慢性宫颈炎患者，是宫颈癌的高危对象。

上述这些人都应定期做防癌检查，每年 1~2 次。若有癌症发生，便能早期发现、早期诊断、早期治疗。

53

出现"疑似癌"应及时就诊

每个发现自己有"疑似癌"症状的人去医院，都急切地想知道自己得的是什么病，是不是恶性肿瘤。很多人会通过报纸、杂志，还有网络，把自己的症状跟别人的"癌"对应起来。这种关注一方面促使大家尽快地找专业的医院来明确诊断，以便及时治疗；另一方面，肿瘤的很多症状并不一定是肿瘤特有的，也引起了一些不必要的心理负担。有时候这种压力并不是通过一两次专家门诊就能够得到缓解，从而还带来了一定的经济负担。

临床证实，一些似是而非的"类癌"症状可能来自恶性肿瘤，也可能来自良性疾病。例如，脑肿瘤与一过性脑缺血都有头痛、头晕、步履蹒跚、手脚不能随意活动等症状。喉癌的早期症状是声音沙哑，但因声音沙哑而去医院就医的大多数都是喉头息肉、喉头炎等。早期肺癌的病灶若在 1 厘米以下，与肺结核或局灶性肺炎的症状很相似。早期食管癌没有症状，很难与食管炎、异形上皮等病区分。胃癌与胃溃疡，特别是非早期的胃癌与胃溃疡、胃炎、胃糜烂等病难于区分。大肠癌与过敏性大肠炎、溃疡性大

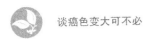

肠炎也很难区别。看到大肠癌的常见症状便血，武断地认为自己得的是痔疮的人也很多。

可见，无论对于患者还是医生，如果因为"疑似癌"的症状就草木皆兵，是不应该的，而因为一些症状的非特异性就贸然排除肿瘤，也是极不负责任的。那么，发现"疑似癌"症状时怎么办？关心自己、了解自己很重要，依靠专业解决问题也很重要。不需要人人都是专家，关键是知道什么时候需要找，并且能找对专家。千万不要无谓地忧虑、恐惧，也不能"更愿意相信自己的问题是良性疾病"，而耽误肿瘤的诊治，抱憾终生。

特别提醒 · · · · · · · · · · · · · ·

此时，需要找专科医生鉴别了

（1）身体中出现可触及的肿块或硬变（特别是颈部、乳房、舌、腹部等部位）。

（2）黑痣或疣在短时间内迅速增大，颜色加深、破溃等。

（3）皮肤或黏膜（舌、口腔）上的溃疡长时间治疗不愈。

（4）鼻塞、鼻涕带血、耳鸣、不明原因头痛，应警惕鼻咽癌可能。

（5）持续声音嘶哑，警惕喉癌可能。

（6）咳嗽痰中带血，不明原因的关节炎，应警惕肺癌可能。

（7）吞咽不畅，食管内异物感或上腹痛，应警惕食管癌可能。

（8）食欲减退，消化不正常，应警惕胃癌可能。

（9）原有肝病史或嗜酒，近来肝区不适，应警惕肝癌可能。

（10）无明显原因（痔疮、肛裂）的便血，应警惕直肠癌可能。

（11）无痛血尿，排尿不畅，应警惕肾、膀胱、前列腺癌可能。

（12）异常阴道出血，白带增多，应警惕子宫癌、宫颈癌可能。

（13）顽固性头痛、呕吐（与进食无关）、视觉、味觉、嗅觉发生改变，应警惕脑肿瘤可能。

（14）原因不明的消瘦、发热，应警惕恶性淋巴瘤、肝癌可能。

54

健康体检不等于防癌普查

　　普通的健康体检，主要是了解受检者的一般健康状况及各脏器的功能，其侧重点在心血管疾病、肝炎和糖尿病等方面，虽有利于保健，并可发现口腔、甲状腺、淋巴腺等体表肿瘤，但很难发现内脏器官的早期癌症。也许有人会问，有的健康体检不是同时检测与癌症有关的甲胎蛋白（AFP）及癌胚抗原（CEA）吗？不错。但 AFP 虽是一项肝癌的特异性检测项目，有助于发现早期肝癌，但其阳性率仅 60%~70%，约有 1/3 肝癌即使已发展至晚期，AFP 的检测还是阴性的。至于 CEA 检测的特异性及阳性率就更低了，当 1965 年 CEA 被发现时，曾认为有助于大肠癌的防癌普查，但多年的临床实践已经证明，CEA 无助于大肠癌的早期发现，不宜用此作为普查，仅可用于大肠癌治疗后的随访观察指标。在临床上，发现 CEA 值上升，多意味着大肠癌患者可能已出现肝转移等术后复发。

　　防癌普查是一项专业性甚强的技术，是有针对性的特殊检查，其基本要求有六点：①灵敏性。能检出临床尚未出现症状的早期癌，即此癌症还未发生浸润及转移。②特异性。检测方法不能有较高的假阳性及假阴性。③专一性。防癌普查应针对某一特定的癌症。④安全性。由于防癌普查的对象是健康人群，因此，检测方法应安全无损害。⑤简易性。检测方法应简便易行，因为防癌普查涉及众多人群。⑥经济性。防癌普查的服务对象是众多的一般群众，因此普查方法应较经济。评价防癌普查是否有效的唯一最终指标，是该癌症在普查人群中的死亡率是否下降。

　　目前，世界卫生组织认为通过防癌普查，肯定可以降低死亡率的癌症有两个，即宫颈癌和乳腺癌。前者主要采取宫颈涂（刮）片细胞学检查，后者则通过外科局部体检及乳腺钼靶 X 线摄影检查。美国乳腺癌协会对乳腺癌普查的经验证明，每年一次，连续普查四次后，50 岁以上女性人群才开始出现乳腺癌病死率下降的趋势，我国对宫颈癌的普查也有类似的经验。由此可见，偶尔参加 1~2 次防癌普查，不会产生病死率下降的效果。

除世界卫生组织认可的宫颈癌及乳腺癌外，其他有可能通过防癌普查降低病死率的癌症是直肠癌及前列腺癌。直肠癌主要通过大便隐血试验及直肠指检，前列腺癌主要通过直肠指检和血清前列腺特异性抗原（PSA）的检测。但是，由于 PSA 检测有假阳性（有时良性前列腺肥大也可阳性）的可能。因此，美国现已规定 PSA 检测只限于经医生推荐的患者，而一般不用作全民的防癌普查项目，只在一些老年群体开设。另外，我国应用 AFP 在高发区普查肝癌已积累了不少经验，日本应用 X 线摄片及内镜检查使胃癌的病死率已有明显下降。

总之，防癌普查是针对某一种癌症的专业性较强的特殊检查，且这种检查必须定期重复进行，如间隔 1~2 年做一次普查并维持若干年，才会收到效果。

健康体检难以早期发现
癌症的 4 个原因

临床证实，通过健康体检发现的癌症不一定都是癌症早期，而即使接受了昂贵的仪器设备检查，也不能保证能早期发现所有癌症。为什么健康体检难以早期发现所有癌症？目前认为，主要原因如下。

（1）癌症体积微小 微小肿瘤一般是指直径小于 1 厘米的肿瘤。对于身体内位置较深的肿瘤，尤其是体积微小的肿瘤，常规身体检查及影像学检查，难保都能查出。肿瘤生长是一个渐进的过程，只有当肿瘤长到一定大小和密度时，才可能被发现。一个只有芝麻大小的肺癌，一般无法通过常规体检和 X 线胸片检查出来。即使 X 线胸片表现出小阴影，也会因病变太小，难以与炎症等良性病变区别，所以医生常常建议追踪观察。

（2）癌症部位隐匿　胰腺癌、卵巢癌、纵隔肿瘤等生长部位较隐匿的肿瘤，难以通过常规体检早期发现。即使是通过胸部 X 线片检查容易发现的肺癌，如果肿瘤隐匿生长在心脏前方和后方，因肿瘤影像学阴影可能与心脏及纵隔阴影重叠，从而导致 X 线胸片漏诊。

（3）癌症恶性行为　癌症最险恶的生物学行为是浸润转移。健康体检发现的小肿瘤，并非是真正的早期癌症。某些恶性程度很高的癌症，原发病灶很小，就可能已发生了血行播散或淋巴道播散。例如，每年拍摄 X 线胸片，目的是提高肺癌早期诊断率，但通过此手段仍无法降低肺癌死亡率，其原因就是筛查出的肺癌，并非真正的早期病变。小细胞肺癌就是一个例子。肺癌大致分为小细胞肺癌与非小细胞肺癌两类。小细胞肺癌恶性程度高，病变恶化快，X 线胸片发现肺部小结节，但可能已发生全身广泛转移。

（4）检测方法限制　健康体检所采用的检查方法，也是影响癌症早期检出率的重要因素。有些先进的检测可能提高肿瘤检出率，但花费巨大，也可能是该检查手段对身体会产生潜在的负面影响而限制应用。例如，PET-CT 扫描检查，近年来已成为"VIP"健康体检的"时尚"和"高端"检查手段。但是，该手段不仅费用昂贵，而且辐射的潜在影响尚不清楚。

需要说明的是，尽管健康体检不能保证发现所有的早期癌症，但可以肯定的是，定期健康体检毕竟还是有可能发现早期癌症，甚至癌前期病变的一种方法。就防癌检查而言，防癌中体检项目及检查方法的选择，应针对该受检对象的具体情况而定。比如，乙型肝炎及肝硬化患者要重视血清甲胎蛋白水平、肝脏超声波等肝癌诊断相关检查。再比如，有某种癌症家族史的患者应额外增加该相关检查项目。在决定防癌健康体检项目之前，体检者应向医务人员说明自己的健康史、家族肿瘤病史，近期有无不适或可疑症状，甚至向医务人员述说自己所担心的问题，并由医生开出相应检查项目。

56

体检过度，当心放射线伤害

防癌体检的目的是让人们能早期发现自身不易察觉的癌症隐患，对癌症进行及时的筛检和预防，并不是对癌症进行诊断。因此，首先应选择一些创伤性小、容易操作，花费低的项目，以保证良好的性价比。很多人认为导管介入检查、活检等是有创检查，对身体伤害大，PET/CT 是无创检查，对身体没有伤害。其实不然，在关于放射性暴露的危害研究中，有专家指出：PET/CT 是具有高放射性的检查，即使是高龄人群，也只建议有适应证的人群检查。显然，每年做一次 PET/CT 检查是不合适的，可能增加远期患癌风险。此外，临床证实，X 线、血管造影以及核素显像等也具有放射性损伤。因此，当应用这些检查时，患者应注意辐射问题，因为过量的辐射会增加远期癌症的风险。

再如，拿钼靶检查来讲，这是影像检查中放射性最低的一项检查，也是一个较好的乳腺癌早诊手段，但对于年轻女性，因为要考虑放射防护问题，医生并不主张每年都做。毕竟癌症的发生对于一般的年轻人群是个小概率事件，让绝大多数不可能罹患癌症的年轻人"陪"着做这些检查，承担远期癌症的风险，是对这些人权益的侵害。可见，重视防癌体检是正确的，但也需要考虑不能"过度"，否则，就会造成新的健康问题。

57

体检时，可检查肿瘤标志物

　　肿瘤标志物是由肿瘤产生，并打上了肿瘤烙印的标志物。严格意义上说，肿瘤标志物应该是肿瘤细胞特异性表达的化合物，而正常组织是不表达的。但是，目前认识的大多数标志物都是相对特异性的肿瘤标志物。

　　根据临床实践，下列肿瘤标志物可用于筛查和早期诊断相应的恶性肿瘤，其增高的幅度可达上千。

　　甲胎蛋白（AFP）：反映分化较好的肝细胞性肝癌，其增高常早于肝区疼痛等临床症状，可使肝癌手术切除率、一年生存率得到明显的提高。AFP 增高还可见于卵巢和睾丸等部位的生殖细胞肿瘤，包括畸胎瘤，因此，肝癌排除后还应检查是否存在这些肿瘤。此外，急慢性肝炎也可发生AFP 的增高，但多在 300 微克／升以内，且常伴转氨酶增高。

　　糖类抗原 125（CA125）：反映卵巢浆液性囊腺癌，在各种盆腔肿块中，卵巢恶性肿瘤阳性率78%，其中，卵巢浆液性囊腺癌100% 阳性，黏液性囊腺癌只有33%，且为低值增高，较少超过 65 单位／毫升。其他，如子宫内膜移位、纤维瘤、功能性囊肿、盆腔炎症、输卵管积水等盆腔良性疾病中，只有6% 阳性。各种其他恶性肿瘤，如同时伴有 CA125 增高时，常见明显的胸腹水。

　　前列腺特异抗原（PSA）：前列腺特异抗原（PSA）和肛门指检以及经直肠前列腺超声波检查一样，都是早期发现前列腺癌的最佳方法。但是，由于前列腺炎和前列腺增生也会导致 PSA 增高，后者表现为随年龄增加而升高，因此，其增高又常被称为"诊断灰色区域"，即不能判断是癌症

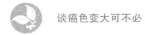

还是炎症或增生，这时，需要加测游离 PSA（fPSA）。PSA 和 fPSA 的检测需避开性生活、肛门指检和经直肠超声检查，否则会假性增高。

降钙素（CT）：反映分化较好的甲状腺髓样癌。这类患者常有脸部潮红、长期腹泻的表现，降钙素明显增高时可存在严重的腹泻，甲状腺甚至下颈部有较硬的结节存在，如是家族性患者可存在双侧甲状腺结节伴肾上腺肿块。降钙素增高，还可存在于其他具有内分泌功能的肿瘤，如小细胞性肺癌等。

绒毛膜促性腺激素（HCG）：HCG 是恶性滋养细胞肿瘤——绒癌、睾丸癌的有效肿瘤标志物，其血含量的改变可充分反映治疗情况。通常，HCG 用于检测是否怀孕，因此，育龄女性 HCG 增高首先要考虑妊娠。近期流产或不规则经血者，若 HCG 持续增高，要考虑绒癌可能。

特别提醒

怎样检查肿瘤标志物？

肿瘤标志物有百余种，大致分为胚胎性蛋白、糖蛋白、酶及同功酶、激素等。肿瘤细胞产生的肿瘤标志物及相关物质可进入血液，也可进入体液。因此，肿瘤标志物可通过取血浆样本检查，也可通过抽取胸水、腹水或心包积液检查。例如，大便潜血试验，可筛查消化道肿瘤；检测尿 I 型胶原交联氨基末端肽（NXT），可诊断溶骨性癌症骨转移及监测病情。

58

肿瘤标志物增高，并不表明
患了恶性肿瘤

肿瘤标志物是用于反映恶性肿瘤是否存在的一类生化物质。理想情况下，一旦增高就应该可以确诊患了恶性肿瘤，即灵敏度 100%；如果正常则又可以肯定地排除恶性肿瘤，即特异性 100%。但实际上，目前没有一个肿瘤标志物能完全符合这样的定义和达到这样的目标。也就是说，肿瘤标志物增高，并不表明一定患了恶性肿瘤；肿瘤标志物不增高，也并不表明一定没有患恶性肿瘤。

既然是这样的情况，为什么医生还要人们检查肿瘤标志物呢？在临床上，肿瘤标志物首先是用于已知恶性肿瘤患者的预后分析，如分析恶性程度、侵袭性、扩散情况、生存期等；其次，对那些治疗前增高的肿瘤标志物，可用于治疗期间的疗效评估、决定是否更改治疗方案、诊断有无肿瘤残留，随访期间用于诊断复发；再次，对有明确肿块或转移的患者可用于肿瘤来源的辅助诊断、肿瘤分类；最后，仅个别肿瘤标志物可用于体检时筛查和早期诊断相应的肿瘤。

肿瘤标志物增高，需综合判断

事实上，肿瘤标志物增高，除与恶性肿瘤的发生有关外，就受检者而言，各种部位，如胃、肠道、肝胆、泌尿生殖系统、肺部等处的炎症、感染、肠道息肉、炎性增生，皮肤疾病如银屑病，胆汁淤积，肝肾功能不良等均可导致 CEA、CA199、CA50、CA724、CA125、PSA 等肿瘤标志

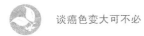

物的低度增高，即"假阳性"表现。但是需要注意的是，持续、大量的肿瘤标志物增高，需警惕同时伴有癌症。

此外，医院的标本质量、操作因素、试剂种类和方法学问题等也将影响肿瘤标志物测量结果的精确度。因此，体检者如遇肿瘤标志物增高，可到肿瘤医院就诊，医生首先会对其正常值范围、增高幅度、个人症状和该肿瘤标志物的特点进行综合分析。一般地说，对稍高于正常值上限但无明显可疑症状，或特异性非常低的肿瘤标志物低度增高，可在适当调理、休息后，在肿瘤医院一个月复查一次，如继续在原值范围波动，或有增高趋势，应针对同一项目同时在肿瘤医院和其他医院复查。如继续增高，医生会仔细排查，必要时需要做 CT、PET/CT 等检查。若肿瘤标志物反复上下波动，但总体没有继续增高的趋势，此时患者不必过分紧张。

总之，临床证实，部分肿瘤标志物可以筛查和早期诊断相应肿瘤，为此，建议从事高污染工作和高危年龄者应每年检查一次，有肿瘤家族史者应提前跨入体检行列。

59

解读病理单上的肿瘤"信号"

通常，病理报告单包括：大体所见、镜下所见、诊断结果、特殊检查等。其中，病理医生在显微镜下观察到的现象以及在分子水平上对活检组织进行的专业性描述，是非常重要的内容。下面，针对病理报告单常见的肿瘤"信号"语言，一一解读。

（1）异型增生　也称不典型增生、非典型增生、间变等，是上皮细胞由于长期受到慢性刺激出现的不正常增生。例如，宫颈异型增生就是指宫颈上皮细胞部分或大部分发生异形和不典型增生，报告中常常用"CIN"描述。CIN 分三级，级别越高，发展为浸润癌（通常所说的癌症）的机会越多。目前认为，一旦有 CIN Ⅱ级或者以上就要定期随访或积极治疗。同样，肠道、支气管、乳腺等病变有异型增生均要引起注意。

（2）分化　一种组织的细胞从胚胎到发育成熟，要经过各种分化阶段，分化愈高，其成熟度愈好。在肿瘤报告中，一般需要描述其分化程度，代表相应的恶性程度、预后等"信号"。

高分化癌、低分化癌和未分化癌的特点

	高分化癌	低分化癌、未分化癌
恶性程度	肿瘤组织与正常组织相似度相对多，成熟度高，恶性度低	肿瘤组织与正常组织相差很大，成熟度差，恶性度高
预后	转移少，发展慢，预后良好	转移多，发展快，预后差
手术效果	手术切除效果好	手术切除后往往需要辅以化疗

（3）癌变趋势　即"癌前病变"。"癌前病变"并不是癌，但继续发展下去，有癌变可能。因此，需要大家提高警惕。常见的有：

黏膜白斑：常发生于食管、口腔及外阴等处，如果黏膜鳞状上皮过度增生并伴一定的异型性，就有可能转变为鳞状细胞癌。

交界痣：多位于手掌、足掌、外生殖器和背部，经常受到摩擦、外伤或感染等刺激，容易发生癌变。

慢性萎缩性胃炎：大约 10% 的萎缩性胃炎患者可能发生癌变。

子宫颈糜烂：子宫颈糜烂是女性较为常见的病变，其中，重度子宫颈糜烂中的鳞状不典型增生，容易发生癌变。

乳腺囊性增生及乳腺纤维腺瘤：多见于 40 岁以上女性，随着年龄的增大，癌变可能性亦增大。

多发性家族性结肠息肉：结肠息肉均为腺瘤性息肉，癌变率达 50%，有家族史。

（4）癌疑　此类报告表明，不能完全肯定是癌症，或对癌症的诊断有所保留，需进一步检查。分析原因，可能是由于病变不够典型，性质难定；或虽倾向为恶性，但其组织量太少或有挤压等。此类报告中，多会出现"考虑为……""倾向于……""可能为……"等字样。例如，"直肠管状腺瘤伴中—重度不典型增生，局部癌变可能"。这些报告均需要医生重新做活检或手术中开展冰冻切片，同时需要患者密切随访。

（5）原位癌　原位癌是指癌细胞仅局限于黏膜的上皮层或皮肤的表皮层内，尚未穿透基底膜浸润到黏膜下层或真皮层的癌症。通俗地说，原位癌就是刚形成不久的初生癌，如子宫颈、胃、皮肤原位癌等。

特别提醒

原位癌发展成浸润癌需要数年时间

一般地说，癌症的发生大多是按照"癌前病变→原位癌→浸润癌→转移癌"的过程发展的，从原位癌发展成为浸润癌可能需要数年时间，在此期间，患者没有任何感觉，如不认真检查身体，很难被发现。

60

活检会不会引起癌症扩散

活体组织检查（简称活检）是在病变部位吸取、钳取或切取部分或全部肿瘤组织，制成病理组织切片或细胞涂片后用显微镜检查的一种方法。活检有钳取、切取、切除、吸取四种方式。四种活检方法均会引起组织损伤，那么，癌细胞会不会沿着损伤的创面扩散？

这方面研究最多的是细针吸取细胞学检查，癌细胞是否可能沿针道扩散，一直是医务工作者关注的问题。从理论上讲，细针进入肿瘤后再拔出，可能会使针道中沾染少量恶性细胞。有人对细针的外壁作涂片观察，在一小部分病例中，确实找到了恶性细胞。因此恶性肿瘤沿着细针通道扩散的可能性是存在的。但是，即使有少量癌细胞污染针道，也并不一定就发生恶性肿瘤沿针道扩散。目前医疗上也的确想了一些方法，例如体表针吸时自上而下进针，防止针吸后渗液下流，以减少肿瘤细胞沿针道扩散的可能性。当然，实践是最有说服力的。根据我国各地数万例细针吸取细胞学检查的观察，尚未发现肿瘤沿针道扩散的明确证据。国外在总结 2 500 例经皮穿刺中，也无 1 例肿瘤细胞沿针道种植。

活检的并发症是很少的，但也不是完全没有。一般可以引起的并发症有出血、发热、咯血、气胸等。胸腔器官的细针活检可能发生少量气胸，但患者一般只需静卧 1~2 小时即可，几天后气胸可自然吸收而不需特殊治疗。有些特殊的肿瘤，采取活检要慎重。例如，黑色素瘤可作切除活检冰冻切片，一经确诊，即应做相应的手术治疗。鼻咽纤维血管瘤患者通常不应做活检，否则可引起术中大量出血。

61

癌症早发现：不要过分
迷信"PET/CT"

据全国 2008 年和 2009 年统计证实，PET/CT 在肿瘤方面的应用在 70%~80%。PET/CT 在肿瘤的定性、定位诊断，良恶性的鉴别诊断，临床

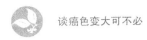

分期与再分期、治疗方案的选择与疗效评价及复发的监测等方面具有重要意义。但 PET/CT 并非"全能"。例如，PET/CT 扫描有假性结果。PET/CT 具有很高的灵敏度和特异性，但不可避免地存在假阴性率及假阳性率。绝大多数肿瘤摄取 18F-FDG 增加，在 PET 上表现为放射性物质浓聚灶（"亮点"），但某些分化好的肿瘤、肿瘤细胞较少和产生粘蛋白的肿瘤（支气管肺泡癌、导管内乳头状黏液瘤等）可能摄取 18F-FDG 较少，因此无法显像，呈现假阴性结果。

另一方面，某些非肿瘤性病变 18F-FDG 摄取率也会增加，如头颈部良性肿瘤、肠道腺瘤、炎症组织等可有与恶性肿瘤相似的高摄取率，从而造成假阳性结果。多种正常器官也有 18F-FDG 摄取增加，即生理高代谢组织，如脑组织、心肌、反应性增生淋巴结、肝脏等。另外，健康人体的肾脏和膀胱的扫描图像中也存在放射性物质浓聚灶，肾脏和膀胱肿瘤的显像不易分辨，难以被 18F-FDG PET 检测到。

在临床应用中，即使患者做了 PET/CT 检查，有时还需要借助其他检测手段，如病理活检等检查，以明确诊断。

（1）抗肿瘤治疗需要明确肿瘤病理类型　即使排除了假阴性和假阳性可能，临床考虑恶性肿瘤诊断成立时，有些肿瘤的治疗往往也需要病理诊断依据，如小细胞肺癌和非小细胞肺癌单靠 PET/CT 往往无法鉴别诊断，而这两种不同病理类型的肺癌治疗原则截然不同；恶性淋巴瘤的不同病理类型，其治疗和预后也大不相同。

在这种情况下，PET-CT 可用于指导病灶穿刺活检，比单纯用 CT 指导经皮活检的假阴性率低。PET 能显示肿瘤代谢最活跃的部位，尤其是对肺部多个病灶的患者，它可以指导活检定位在肺部肿物的最高活性区，避免活检穿刺时样本取自坏死中心、纤维组织或邻近组织，降低假阴性结果。

（2）需要综合评估手术风险及可行性　以胰腺癌手术为例，开展手术之前必须明确肿瘤与血管的毗邻关系，肿瘤有无侵犯周围大血管等，从而指导手术方案的制定。此时，往往还需其他影像学检查辅助诊断等。

62

把握癌症早发现的时机

早期症状别忽视

早在1981年，世界卫生组织就宣布："约有1/3的癌症是可以预防的"，"通过早发现、早诊断、早治疗，约30%的癌症能够治愈"。医学家也证实，癌症的早期与晚期，绝不是肿瘤大小的区别，而是在分子基因水平上的区别。早期癌基因突变数目较少，不具备转移能力，对人体的免疫系统影响很小。晚期癌基因突变数目多，肿瘤细胞生长肆无忌惮，人体的防御系统彻底崩溃，治愈十分困难。所以，请你务必与医生携手，在癌症露出蛛丝马迹时，就把它查出来，彻底消灭它。

若出现不明原因的体重明显减轻、持续咳嗽、长期异常的肿块或结节、腹部疼痛或持续性消化不良、不规则阴道出血、迅速增大的黑痣或疣等报警信号，不等于说就是患了肿瘤，还应该仔细鉴别是肿瘤的蛛丝马迹，还是其他疾病。如咳嗽很常见，但肺癌的咳嗽多为持续性呛咳，痰中带血，如患者为吸烟男性，更需警惕；阴道不规则出血也很常见，但宫颈癌的出血多为性交后出血或妇科检查后出血等。

总之，你对肿瘤的蛛丝马迹，应该多留意，尤其当你的年龄超过40岁时，更需警惕。

初步检查查什么

如果你发现自己身上出现了报警征象后，应及时到居住地的肿瘤医院

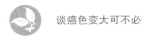

就医，医生会根据你的情况选择某些项目，为你作初步检查。

（1）仔细触摸原因不明的肿块，了解它的大小、硬度、有否结节等，初步诊断它的性质。

（2）取一些器官的分泌物做检查，如鼻腔分泌物、痰液、胃液、尿液等。

（3）X 线摄片，主要是对肺、胃和乳房进行检查。

（4）B 超检查，主要用于腹腔内脏（包括前列腺检查）。

（5）内镜检查，主要针对胃、食管等疾病。

（6）抽血检查血液中的肿瘤标志物，如甲胎蛋白、癌胚抗原、EB 病毒等，分别了解肝、其他消化器官和鼻咽部有否肿瘤病变。

如果上述某一项或几项检查证实你患有某种癌症，医生可能还会建议取一些肿瘤组织做病理细胞学检查，或者做 CT（计算机 X 线断层扫描）、MIR（磁共振）等检查，目的是了解肿瘤的病变范围，病变处于哪个阶段，以便确定详细的治疗方案。

肺癌早发现

肺癌：早期表现很隐蔽

大多数恶性肿瘤都有较典型的早期症状，如触及包块或者出现疼痛等。肺癌没有特别典型的早期症状。在临床上，大多数肺癌患者是通过体检或出现声音嘶哑、胸闷、气短等晚期症状后才被发现，有些患者甚至是出现了远处转移症状后，才被确诊的，错过了能够早期手术根治的机会。目前认为，肺癌的可疑症状为：①阵发性、刺激性呛咳，经抗炎治疗后无改善；②痰中带血，如血丝、血块、咯血；③胸痛、不定时的胸闷、压迫感、钝痛；④气短；⑤发热；⑥进行性消瘦、声音嘶哑、乏力、呼吸困难。

除去很重要的与肺癌直接相关的咳嗽、咯痰、咯血、痰中带血或胸痛等呼吸道症状外，肺癌的肺外临床表现形式多样，归纳起来主要有以下几方面：①内分泌紊乱的表现：柯兴综合征、高血糖、男性乳房增大、低钠血症、低钾血症、高钙血症等；②骨关节改变：杵壮指、趾，增生性骨关节病（痛）；③神经肌肉表现：肌无力综合征、多发性神经炎、多发性肌炎、横贯脊髓炎等；④出凝血性疾病：血小板减少性紫癜、弥漫性血管内凝血、游走性栓塞性静脉炎等；⑤精神症状；⑥全身水肿；⑦发热；⑧贫血；⑨嗜酸性粒细胞增多症；⑩肾病综合征以及皮肌炎等。

据文献报道，有上述一种或多种肺癌的非转移性肺外临床表现者，在肺癌患者中高达 30％ 以上，以此为首发症状者也近 13％。遗憾的是，肺癌的肺外临床表现产生的原理目前还不完全清楚，因此，人们要提高和加强对肺癌肺外临床表现的认识，以利早期发现、早期诊断，降低误诊率。

低剂量螺旋 CT：肺癌筛查的"新武器"

目前，临床上用于肺癌早期诊断（筛查）的方法有 X 线胸片检查、痰液细胞学检查、低剂量螺旋 CT 检查三大手段。其中，低剂量螺旋 CT 检查是时下最为有效的大型肺癌筛查利器。通过低剂量螺旋 CT 检查，可以检查出直径小于 1 厘米的小肺癌，早期肺癌检出率高达 80％。筛查出来的肺癌患者，80％~90％ 可以通过微创手术切除治愈，而无须进一步放疗和化疗。

在临床中，许多人认为，CT 的 X 线辐射量会对人体造成伤害，因此，往往不愿意进行 CT 检查。的确，一次胸部 CT 的 X 线辐射剂量相当于 8~9 毫希，为胸部平片 X 线剂量（0.08~0.12 毫希）的 60~100 倍，X 线辐射剂量较高，不宜作为常规检查方法。但是，低剂量螺旋 CT 通过降低管电流、管电压和薄层重建的方法，突显其扫描速度快、剂量低、检出率高等优势。目前，低剂量螺旋 CT 技术日趋成熟，扫描辐射剂量明显低于常规 CT 辐射剂量，仅为 1/4，是安全、有效的肺癌筛查手段。一项大型国际筛查项目证实：每年一次的低剂量螺旋 CT 筛查，不会对被筛查者的健康造成危害。

高危人群：每年一次肺癌筛查很有必要

美国胸科医师学会（ACCP）及美国临床肿瘤协会（ASCO）发布的临床指南，支持在年龄 55~74 岁，吸烟史 ≥ 30 包 / 年，且戒烟不足 15 年的高危人群中进行低剂量螺旋 CT（LDCT）筛查。国内建议年龄 50~75 岁，至少合并以下一项危险因素的高危人群应进行低剂量螺旋 CT 筛查：①吸烟 ≥ 20 包 / 年（"20 包 / 年"是指每天吸烟一包，烟龄 20 年；或每天吸烟 2 包，烟龄 10 年），也包括曾经吸烟，但戒烟时间不足 15 年者；②被动吸烟者；③有职业暴露史（石棉、铍、铀、氡等接触者）；④有恶性肿瘤病史或肺癌家族史；⑤有慢性阻塞性肺病（COPD）或弥漫性肺纤维化病史。

64

乳腺癌早发现

乳房肿块：怎样辨别良恶性

乳腺疾病，不论良性还是恶性，90% 的首发症状是乳房内出现肿块。

但各种肿块的性质并不一致，发病年龄也有很大的差别。

乳腺癌：乳腺癌是乳房内最常见的恶性肿瘤，多见于 40 岁以上的妇女，其主要症状是乳房内出现肿块，而且发展速度较快，开始肿块较小，以后逐渐长大。如果肿块侵犯到乳腺悬韧带时，使韧带缩短，便引起肿瘤表面皮肤凹陷，人们戏称为"酒窝征"。若肿块长在乳晕或乳头后时，又会引起乳头凹陷。有时肿块长大后，会使乳房表面静脉扩张，形同蚯蚓。假如造成淋巴管回流受阻，皮肤便会发生肿胀，但由于局部毛囊和皮脂腺处的皮肤与皮下组织比较致密，使皮肤呈点状凹陷，医学家们称之为"橘皮症"。如果肿块向后方累及胸肌筋膜，使得肿块的活动度受到限制，就不易推动了。

纤维腺瘤：纤维腺瘤的好发年龄在 15~30 岁，大多是单个，也有少数人会同时出现几个，或者手术后反复发生。肿块的发展很慢，边界清楚、规则，有时表面呈结节状，活动度很大。触摸肿块呈实性，硬度如同橡皮，通常不痛，也不随月经周期变化而变化。

乳腺小叶增生症：乳腺小叶增生症又叫囊性增生病，发病年龄为 20~50 岁，恰好是在育龄期。育龄期的妇女，因受卵巢内分泌的周期性作用，于月经来潮前，乳房可有分泌、胀痛等。这是正常的生理现象，无须大惊小怪。乳腺小叶增生症主要是由于内分泌系统的分泌或节律不协调，从而引起乳腺结构不正常，因此，其本质不是肿瘤，亦非炎症。

最优筛查手段：体格检查 + 超声或乳腺钼靶 X 线摄影检查

体格检查：乳腺自我检查是女性了解乳腺健康状况最快捷、最方便的措施，女性应每月进行一次乳腺自我检查，绝经前女性应在月经来潮后 7~14 天进行。绝经女性可在每月的首日或自定某一日进行乳腺自我检查。当然，乳腺自我检查并不能替代有经验的临床医生进行的临床体格检查。

超声与乳腺钼靶 X 线摄影检查：超声检查可多切面、全方位地扫查乳腺，检出 2~3 毫米的病灶，而且对病灶定位准确，可确定其大小、位置，鉴别囊性还是实性、肿块是否伴有血流信号等；乳腺钼靶 X 线摄影检查也是筛查乳腺疾病的手段，对微小钙化的检出率明显优于超声，但对于软组织病灶的检出率明显低于超声。由于亚洲女性乳腺组织致密，且乳腺癌发病年龄较西方人提前（欧美乳腺癌发病高峰在绝经后，乳腺组织萎缩菲薄，病灶在钼靶上显示更清楚；而亚洲人乳腺癌发病高峰在绝经前，乳腺组织致密，病灶在钼靶上显示效果欠佳），故 B 超在乳腺癌普查和诊断中显示出越来越重要的作用。目前认为，超声检查是中国女性筛查乳腺癌的首选方法。成年女性至少应每年进行一次乳腺常规检查，尤其是 40 岁以上或有乳腺癌家族史的女性，必须每年进行乳腺超声检查，必要时进行乳腺钼靶 X 线摄影检查。

高危人群：筛查年龄需提前

乳腺癌的高危人群包括有明显乳腺癌遗传倾向的女性（如 BRCA 基因突变携带者）；具有乳腺癌家族史的女性（如父系或母系亲属中有至少 2 名乳腺癌患者；家族中有男性乳腺癌患者；一级或二级亲属中有发病年龄小于 40 岁的乳腺癌患者等）；既往有乳腺导管、小叶中重度不典型增生或小叶原位癌的患者；既往行胸部放疗的患者等。高危人群更应提高乳腺健康意识，提前进行筛查（25~40 岁），每年 1 次。筛查手段除了应用一般人群常用的临床体检、乳腺超声与乳腺钼靶 X 线摄影检查外，还可在医生指导下进行乳腺磁共振等检查。

65

肝癌早发现

肝癌：没有症状，才可能是早期肝癌

在医院里，医生常告诉患者，一旦肝区疼痛或是眼睛发黄，应该及时到医院就诊检查，不要耽搁。遗憾的是，如果肝区已经疼痛、眼睛已经发黄，肝癌已非早期，手术切除的可能性已经很小或已经没有可能。那么，早期肝癌有什么症状呢？没有症状！没有症状的肝癌才可能是早期肝癌，一旦出现症状，肝癌已非早期。换句话说，肝癌是静悄悄地向人们袭来的。

此外，出现以下症状时，需要提高警惕：①绝大多数中晚期肝癌患者以肝区疼痛为首发症状，发生率超过 50%。肝区疼痛一般位于右肋部或剑突下，疼痛性质为间歇性或持续性隐痛。②腹部肿块和黄疸。③食欲下降、饭后上腹饱胀、嗳气、消化不良、恶心等是肝癌常见消化道症状，其中，以食欲减退和腹胀最为常见。中晚期严重者可出现黑便、腹水、黄疸、呕血、内出血等。

高危人群：定期筛查防癌变

乙肝患者：定期随访

引起肝癌的最主要的原因是乙型肝炎病毒感染。据不完全统计，目前我国有无症状乙肝病毒携带者约 1.2 亿，慢性乙肝患者约 3 000 万。慢性乙肝感染可造成肝硬化甚至肝癌，我国肝癌人群中，80% 左右都伴有乙肝肝硬化。因此，乙肝患者和乙肝病毒携带者应定期随访，早发现癌变迹象。

（1）乙肝患者　乙肝患者应加强对肝脏的随访检查。一方面是监测乙肝病情变化，另一方面是早期发现癌变。体检虽然不能预防肝癌的发生，但可以早期发现和诊断肝癌，从而争取到早期手术治疗的机会。乙肝患者至少应该每半年进行一次防癌筛查。筛查内容包括肝脏功能、乙肝病毒检测、肝脏影像学检查（超声波，或 CT，或磁共振）、甲胎蛋白（AFP）。

（2）乙肝病毒携带者　鉴于我国有慢性无症状乙肝病毒携带者约 1.2亿，2011 年，《中国癌症早诊早治项目技术方案》推荐：乙肝表面抗原（HBsAg）初筛阳性者，可以将甲胎蛋白（AFP）联合超声检查作为初筛方法。然后，根据检查结果，再进行肝脏功能、乙肝病毒检测以及肝脏影像学检查，以及早发现肝癌。

非乙肝患者：AFP+ 超声检查

除乙肝之外，丙型肝炎病毒、黄曲霉毒素、酒精性肝硬化、肥胖、吸烟等因素也是导致肝癌发生的主要因素。流行病学研究显示，随着近年来中国环境灾难事件（特别是饮水、空气等污染）、食品安全问题（如重金属毒大米、毒奶粉、激素抗生素速生养殖等）愈演愈烈，化学致癌物正日益成为我国肝癌发生的重要诱因。因此，具有上述危险因素的人群也应特别注意肝癌的筛查。此外，肝癌的发生还有较明显的"家族聚集性"，有肝癌家族史的人也需要注意肝癌筛查。筛查依然采用甲胎蛋白（AFP）联合超声检查，频率建议每年至少一次，对于已有乙肝肝硬化的高危人群，建议每 3~6 个月筛查一次。目前认为，血清甲胎蛋白检测与肝脏超声检查相结合的方法，不仅能有效地发现早期肝癌，而且经济实用。

需要强调的是，AFP 等肿瘤指标正常，并不能完全排除肝癌的可能。因为在我国约有 30% 的肝癌患者 AFP 等肿瘤指标始终是正常的。但 AFP

升高也并不等于就是肝癌，活动性肝病、肝硬化、妊娠等 AFP 均可升高。

新型肝癌分子标志物：让肝癌"无处遁形"

为了能早期发现甲胎蛋白阴性的肝癌患者，有效监测肝癌患者的疗效，早期预警肿瘤复发转移，复旦大学附属中山医院历经 9 年攻关，在肝癌患者的血浆中，筛选到由 7 个微小核糖核酸（microRNA）组成的早期肝癌诊断分子标志物，并在此基础上开发了检测试剂盒。该试剂盒仅需采集患者 0.2 毫升血浆，通过对 7 个肝癌相关微小核糖核酸检测结果的综合评估，即可完成肝癌的诊断，灵敏度和特异性均达 80% 以上。对于常规检查手段很难发现的甲胎蛋白阴性的肝癌患者，应用该试剂盒检测的特异性高达 88%。同时配合影像学检查，可显著提高 2 厘米以下小肝癌的诊断准确率，也有助于良恶性肝内结节病灶的鉴别诊断，降低漏诊率和误诊率。

此外，应用该试剂盒在肝癌高危人群（乙肝病毒携带者，乙肝、丙肝患者，有肝癌家族史者，脂肪肝患者等）中进行筛查，有助于提高肝癌的早期诊断率。而在肝癌患者治疗过程中的疗效评估和复发转移预警方面，该检测方法也将"大有可为"，尤其是在针对甲胎蛋白阴性肝癌患者的疗效评估和复发转移预警方面。患者在治疗和随访过程中，仅需定期采集 0.2 毫升血浆，就能动态监测治疗效果、及时发现肿瘤复发转移的"苗子"，尽早采取相应措施。

66

大肠癌早发现

做个有心人：发现大肠癌蛛丝马迹

大肠癌（包括结肠癌和直肠癌）早期症状不明显，但是，只要做个有心人，还是可以发现一些蛛丝马迹。

便血：便血往往是直肠癌患者的第一个症状，经常是便后便纸上有血，这个时候要去医院检查，因为很多人有痔疮的问题，痔疮的症状和这个非常相似。医生会做肛门检查，或做一个简单的肛镜，对直肠癌诊断非常有帮助。

腹痛：当结直肠癌有糜烂、继发感染时，由于相应的肠段蠕动增加和痉挛，可出现腹痛。部分患者以持续性腹部隐痛为首发或突出症状。另一些患者表现为典型的不完全性肠梗阻性腹痛，即疼痛为阵发性绞痛，持续数分钟，自觉有气体窜过，接着有排气（放屁），然后疼痛突然消失。当这种症状出现在老年人时，应首先考虑结直肠癌。

大便习惯改变：多数人有每日定时排便一次的良好习惯。如果没有其他原因（包括旅行、生活环境变化及服用药物等）而常常发生便秘、腹泻，应当引起注意。比如，大便突然变细；原来一天一次大便，在无任何原因下，变成一天好几次大便，或者好几天一次大便等。

腹泻：每日排便数次甚至多达十余次，可为黏液血便、黏液脓血便或溏薄的稀便。有些人还伴有排便不净感（即里急后重感），尤其是发生于青年人。出现上述情况，如按常规治疗两周以上仍无效，应想到是结直肠癌早期征兆。

结肠镜检查：筛查早期大肠癌的"保险单"

大肠癌是继子宫颈癌和乳腺癌之后，第三个比较适合人群大规模筛查的恶性肿瘤。通过筛查，人群大肠癌死亡率可以明显降低。

（1）大便潜血检查　如果大便潜血检查阳性，说明很可能肠子某个部位有微量出血，而引起这种微量出血的原因很多，其中肿瘤是重要原因之一。

不足之处：该方法只能单纯证明肠道有微量出血，并不能确定有没有肿瘤或是肿瘤在哪里。必须做结肠镜检查才能确定是否有肿瘤。

（2）直肠指检　直肠指检是医生用手指经肛门探察肠道的一种检查方法。在先进的结肠镜设备和技术还不普及的过去，通过直肠指检确诊癌症的较多。

不足之处：由于医生用手指摸到的最长深度不超过 10 厘米，而人的肠道一般长达 150 厘米，等于只探察了 1/15。另外，过去直肠癌多，结肠癌少，现在结肠癌也越来越多见，而结肠是手指头所无法触及的。

（3）结肠镜检查　如今，许多大医院都配有先进的结肠镜检查设备，医生的检查技术也越来越娴熟，结肠镜检查并没有想象的那样可怕。因此，要早期发现肠道肿瘤，只有做结肠镜检查是最保险的。

不足之处：有时，结肠镜检查也有一定的风险，如出血穿孔等。但是，如果单纯是检查，而不是摘除息肉等治疗，检查医生又是有经验的医生，则结肠镜检查风险几乎可以忽略不计。

需要做结肠镜检查的 5 类人：①大便潜血阳性的中老年人，一般指 40 岁以上人群。②曾经做过结肠镜检查发现肠道有息肉的人需要定期检查结肠镜。③近亲属中有人得过肠癌者。特别是多人得过肠癌，建议 30 岁以后就应开始做结肠镜检查。④有各种肠道症状的人在医生的建议下应行结肠镜检查。⑤50 岁以上的老年人可考虑将结肠镜检查列为体检项目之一。

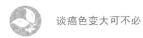

特别提醒 ······························

不要逃避肛门指检

　　直肠癌患者在早期并没有明显症状，往往是在中期甚至晚期才出现症状。因此，有针对性的肛门指检就显得特别重要。遗憾的是，在我国体检时放弃肛门指检的人约占 40%。研究证实，低位直肠癌占直肠癌总数的 60%~75%，75% 左右的直肠癌可在肛门指检时被发现。40 岁以上成年人进行健康体检时，应把它列为常规检查。

67

胃癌早发现

── 胃癌早期信号："不适"症状缺乏特异性

　　通常，早期胃癌患者缺少典型症状，但大部分胃癌患者还是会有一定程度的不适。遗憾的是，这些早期"不适"症状因为缺乏特异性，往往容易被忽视，以致患者自行按胃炎和胃溃疡盲目服药治疗，结果造成误诊、误治。以下症状是早期胃癌的信号，大家应高度重视。

　　（1）上腹部饱胀　这是一种模糊的闷胀感，没有明确的诱因。劳作时感觉不明显，平静时可感知，这种感觉往往较长时间存在。

　　（2）上腹部疼痛　通常是一种隐隐的疼痛，疼痛程度很轻，可以忍受，但是，不容易缓解或缓解后短时间又可出现。

　　（3）食欲不振、反酸、嗳气、消化不良　食欲方面表现为食欲差，对自己喜爱的食物也缺乏兴趣。有的伴反酸、嗳气或消化不良。这些表现与胃炎、胃溃疡症状类似，容易被忽视。

（4）大便隐血阳性或黑便　常易被误认为胃溃疡出血，出血量小时不易引起患者注意。

（5）原有慢性胃病，疼痛规律发生改变　慢性胃病患者近期疼痛规律消失，或原来治疗有效的药物现效果欠佳。此时应提高警惕，及时就诊。

筛查胃癌最佳方法：循环血检查 + 内镜"精查"

目前，早期胃癌的确诊依靠内镜检查，但此方法用于胃癌大规模筛查却不合适，因为它是创伤性检查，对于很多无症状、低胃癌发病风险的患者来说难以接受。目前较为认可且在部分医院进行的胃癌筛查方法为循环血指标（血清胃蛋白酶原和胃泌素17）检查，在此基础上再考虑是否进行精查（影像学或内镜检查）。

根据血清胃蛋白酶原（PG）检测和幽门螺杆菌（Hp）抗体检测结果，可以对患者的胃癌患病风险进行分层。若血清 PG 水平较为稳定，通常认定为胃癌非高危人群，可每 5 年左右重复进行检测。

血清胃蛋白酶原（PG）检测和幽门螺杆菌（Hp）抗体检测患病风险

	血清 PG 检测（PG）	Hp 抗体检测（Hp）	内镜检查
A 级	阴性（-）	阴性（-）	不需要
B 级	阴性（-）	阳性（+）	每 3 年检查 1 次
C 级	阳性（+）	阴性（-）	至少每 2 年检查 1 次
D 级	阳性（+）	阳性（+）	每年检查 1 次

若循环血指标筛选出为胃癌高风险人群，可进一步做内镜检查。内镜检查是目前诊断胃癌的金标准，尤其是对平坦型和非溃疡性胃癌的检出率高于钡餐等影像学方法。

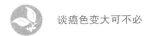

高危人群：制订个体化筛查策略

（1）中年男性，40 岁开始筛查　统计证实，胃癌发病率随年龄增长而升高，40 岁以下人群发病率相对较低。目前，多数亚洲国家设定 40~45 岁为胃癌筛查起始年龄。根据我国肿瘤发病率报告，40 岁以上人群胃癌发生率显著上升，因此，我国将 40 岁定为胃癌筛查起始年龄。

（2）有胃癌家族史者，35 岁开始筛查　约 10% 的胃癌表现为家族聚集性，胃癌患者亲属，其胃癌发病率较无胃癌家族史者高约 4 倍。因此，有胃癌家族史者应注重筛查，宜将 35 岁作为筛查起始年龄。

（3）胃部疾病者，遵医嘱定期筛查　有幽门螺杆菌（Hp）感染的患者可先行幽门螺杆菌（Hp）根治治疗，如无效，应考虑行内镜检查。胃溃疡患者，若正规治疗两个月无效，甚至发现溃疡扩大，则需高度警惕胃癌，立即行内镜下活检。此外，因胃溃疡、胃癌等原因行胃大部切除术 10 年以上的患者，需每年做胃镜检查，警惕残胃癌的发生。

68

宫颈癌早发现

宫颈癌：阴道异常流血较常见

早期宫颈癌多数无明显症状，可有类似宫颈炎的症状和体征，因此，容易被忽略和误诊。尽管如此，宫颈癌仍有一些早期迹象，如白带增多、有异味，接触性阴道出血、月经不调、阴道不规则出血或绝经后出血等。研究表明，81.4% 的宫颈癌患者有阴道出血，出血类型有月经不调似的不规则出血和绝经期出血，量时多时少，无规律性，甚至大出血，以致继发性贫血。此外，性交后出血，或在妇科检查、大小便后出血，即使一次、量少，也应提高警惕。若白带增多、有少量血丝，或出现粉红色白带，女性需高度警惕。临床证实，约82.3%宫颈癌患者有不同程度的白带异常增多，或出现血性白带、米汤样白带。因此，有以上症状的妇女应及时到医院就诊，无任何临床症状的育龄妇女，也应1~2年做一次宫颈涂片细胞学检查，做到无病早防，有病早治。

早发现："三阶梯"筛查很重要

宫颈癌是常见的妇科肿瘤，严重地威胁着女性的生命健康。各国的实践均证明，普查可以降低宫颈浸润癌的发生率和死亡率，其原因在于宫颈癌有一系列的前驱病变，它的发生、发展是由量变到质变、渐变到突变的过程：子宫颈不典型增生（轻－中－重）→原位癌→早期浸润癌→浸润癌。这些前驱病变阶段可存在多年，由于子宫颈易于暴露、易于观察、触诊和取材，因此，病变在早期即可被发现确诊。目前认为，25岁以上的已婚妇女，应每3~5年检查一次，母亲或姐妹患有宫颈癌的高危人群应每年检查一次。常用的宫颈癌筛查方法有以下几种。

（1）巴氏涂片检查、宫颈液基薄层细胞学检查（TCT） 巴氏涂片检查曾经使子宫颈癌的发病率降低70%~80%。后来，人们又发现传统的宫颈巴氏5级分类法细胞学有较高的假阴性率和局限性。1988年产生的伯塞斯达系统（TBS）逐渐取代传统的宫颈巴氏5级分类法，宫颈液基薄层细胞学检查（TCT）较TBS报告法内容直观，增加了结果的可信度。

（2）HPV检测 据报道，宫颈癌的HPV检测率可达99.7%，根据其致癌性可分为高危型HPV和低危型HPV。HPV检测是宫颈癌的筛查手段，尤其适用于高危人群的大面积筛查。通过HPV检测，可预测宫颈癌的发病风险，以指导筛查的时间间隔，这还是一种随访监测手段，可以判

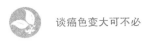

断治疗效果。

（3）阴道镜检查　阴道镜检查是从形态学和组织学上确定宫颈的状况，可提高对宫颈癌和癌前病变诊断的准确性。这是一种与细胞学检查互补的检查方法，一般进行细胞学检查发现可疑癌细胞的，应进行阴道镜检查，取活组织做病理检查。

HPV 筛查：30 岁以上的女性须定期做

HPV 感染的高峰年龄是 18~28 岁，其中绝大多数的感染是暂时性的，常在 2 年内消失。初次 HPV 感染不会促发宫颈癌，但持续或反复 HPV 感染，则与宫颈癌前病变及宫颈癌关系密切。因此，推荐将大于 30 岁的女性列入 HPV 筛查人群。具体地说，以下为宫颈癌高危人群。

- 男方或女方拥有多个性伴（多于 2 个）。
- HPV 感染（患宫颈癌概率增加 50 倍）。
- 艾滋病病毒感染（患宫颈癌概率增加 5 倍）。
- 首次性交年龄小于 17 岁。
- 性传播疾病病史（如生殖器感染单纯疱疹病毒、淋病等）。
- 有下生殖道癌症病史（本人或其性伴）。
- 出现过异常细胞学结果。
- 吸烟（患宫颈癌概率增加 3 倍）。

治疗篇

不要对癌症患者隐瞒"坏消息"

　　毫无疑问，癌症确诊是个"坏消息"，提到它，人们想到的是患者原本平静的生活即将结束，想到的是死亡的来临。于是，无论是家属还是单位，都可能要求医生对患者隐瞒病情。事实上，在信息科技高度发达的今天，对患者隐瞒病情是不可能的。他们在感到身体不适之后，都会想到可能的结果。我接触的大多数患者在治疗过程中都告诉我，他们其实早就从家属反常的表情、过度的关心、表面上过分的轻松中，知道自己患的可能是癌症。可见，这种善意的隐瞒是徒劳的。

　　那么，坏消息到底该不该告诉患者？我的回答是：应该！但是，告诉患者坏消息的方式有很多种。首先要因人而异：每个人的性格、职业、年龄、阅历、文化程度以及精神类型都不一样，对坏消息的承受能力也各有不同。如果我们遇到的患者是性格坚强、办事果断，而且身经百战的男子汉，我们可以直接把坏消息告诉他。但是，如果患者的精神本来就比较脆弱，猜疑多虑，突如其来的强烈刺激必定会引起强烈的精神反应，对他们来说这是一种伤害。我们对这类患者就要加倍小心关注，此时，要避重就轻，逐渐地告诉他们。总的来说，我认为，癌症患者对坏消息的承受能力，远远比我们估计的要强。

　　当然，告诉癌症患者坏消息，事前医生和患者家属应该经过充分的沟通，再确定何时何地，以何种方式去告诉患者病情。我们不提倡永远不捅开那层窗户纸，那是一种情感上的浪费。我们认为应该让患者正视病情，主动出击，和医生一道战胜癌症，因为这是患者不得不面临的现实问题。一般，在我们医院，大多由受过专业训练的高年资医生扮演传递"坏消息"

的主要角色。

　　而一旦"坏消息"告诉了患者，家属就要更加主动关心患者。通常，癌症患者往往在被确诊后马上成为家中关注的重点，家人们提供一切物质帮助，照顾得无微不至。但是他们不知道，这些突如其来的"爱心"关怀，其实会给患者带来更大的恐惧，因为此时在他们看来，这些都是人们为自己送行的脚步声。其实，此时患者最需要的不是鲜花、营养品、抗癌偏方，与世隔绝的"舒适环境"以及可口的饭菜，而需要的是真诚的理解，以及有力的搀扶。我们应该用时间去和他们沟通，去交谈；用真心去关爱，用理性去了解，用科学来治疗。相信爱的力量吧，"善意的隐瞒"是徒劳的，物质的堆积是无用的，但是，诚实地面对癌症，真诚地走进癌症患者的心中是可以做到的！

70

勇敢闯过癌症初诊"难关"

　　在人的一生中，三分之一的人可能罹患癌症，近四分之一的人可能死于癌症。尽管癌症如此常见，但几乎所有的癌症患者都是在毫无思想准备的情况下，突然被宣布患了癌症。癌症骤然降临，犹如晴天霹雳，使患者及家属不知所措。由此而引发的震惊、怀疑、否认、愤怒、恐惧、悲伤等一系列负面情绪随之莫名迸发。下面的一些建议，可以帮助初诊癌症患者闯过"难关"。

选择医生及团队

　　一旦确诊癌症，首先要选择医生及其医疗团队，不仅要寻找一位好的

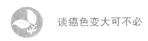

医生，更要寻找一个好的医疗团队。癌症诊断与治疗过程不仅错综复杂，而且涉及多个学科。除部分早期癌症只需要根治性手术，或放射治疗等单一治疗手段外，多数癌症的根治性治疗需要手术、放射治疗、化学治疗等多种方法综合治疗。因此，仅选择一位医生是不够的，而需要选择一组与自己治疗相关的医务人员及治疗组，最好还要从中选出能为患者的综合治疗做主要决策的医生。

提醒：毫无疑问，选择好医生及优秀团队，需要到正规医院及肿瘤专科。

准确全面评估病情

在被告知患癌症时，大多数患者及家属都会急于尽快开始手术等抗癌治疗。其实，癌症是慢性疾病，其发生、发展已经历了数年的漫长过程，加之目前的大多数抗癌治疗方法都有一定的创伤性和毒性。因此，在确诊癌症以后，如果没有危急症，如果未弄清楚癌症病变范围，如果未准确评估患者的心、肝、肾、造血等重要器官功能状况，不要急于一定要在几天内实施手术等抗癌治疗。抗癌治疗之前，首要问题是完善肿瘤诊断与全面评估病情。

在临床上，准确全面评估病情包括 3 个方面：一是癌症性质诊断，包括癌症病理学类型等；二是癌症临床分期诊断，即明确肿瘤病变范围，有无区域或远处扩散转移；三是患者身体状况评估，尤其判断患者能否耐受抗癌治疗。

提醒：就诊时，最好带上已有的病历记录、影像学检查胶片、超声波、血生化检验等报告资料。

决策治疗目标与治疗方案

癌症首治成败的关键在于治疗目标和治疗方案的确定。在全面准确评估病情以后，医生会分析通过积极努力可能达到的最佳治疗目标。然后，根据最佳治疗目标，制定整体治疗方案。若患者需要采用综合治疗，医生还会安排多种治疗方法的实施顺序。此外，无论是根治性抗癌治疗，还是姑息性治疗方案；无论是单一方法治疗，还是多种手段综合治疗，医生都会充分评估治疗方法可能的获益与风险，权衡利弊。

提醒：患者及家属应主动参与治疗目标及方案的决策。决策理想治疗目标，需要实事求是；决策最佳治疗方案，需要切实可行。

71

癌症治疗的"两大原则"

曾几何时，癌症夺走了许多灿烂的生命，人们谈癌色变。那么，癌症真的是不治之症，真的无药可救吗？其实，癌症并非想象中的那般狰狞，正确认识癌症，遵循癌症治疗的两大原则，必将坚定地树立起抗癌信心，战胜癌症。

原则一：积极乐观主动的精神是一切治疗的开始

中医学认为，突然强烈的精神刺激或反复持久的情志刺激，可使人体脏腑功能损伤，气机逆乱，气血阴阳失调而发病。中医学中有七情所伤可以"致病"，情志调整可以"治病"的论述。现代医学心理学家的许多调查研究也证实了精神因素与恶性肿瘤的密切关系。专家指出，影响癌症发生的重大生活事件一般先于癌症起病前6~8个月，而抑郁、失望、悲哀可能是癌症的先兆。研究还发现，死亡、离别的悲哀、抑郁和焦虑，在癌症

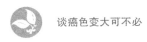

发病前的一年左右就可以见到。

而在临床上，当许多患者得知自己患上癌症时，都会表现出恐惧焦虑、怀疑、孤独、抑郁、愤怒、仇视等各种不良情绪变化。有一种"想象疗法"可以在医生指导下自我进行，患者把某一种观念暗示给自己，如想象自己如何战胜了癌症，已经战胜了癌症等，这样有可能使体内的免疫功能得到改善。平日患者还应努力在生活中择其乐而从之，不要因患上癌症带来的诸多变化而怨天尤人、多愁善感、厌世悲观、抑郁沉闷，而应努力培养恬淡虚无的生活态度，避免过度的情志变化和精神刺激，做到开朗乐观、宽宏大度。

原则二：树立正确的治疗态度，懂得分辨真假

很多患者被确诊为癌症后，就自然而然地将治疗的事情拱手交给了医生。其实，在癌症治疗过程中，患者应始终保持主导地位，选择并引导医生为自己看病。患者在每一次就医时都要抓住就诊的重点，向医生描述自己当前最为困扰的症状、最需要解决的问题以及希望达到的疾病治疗期望值等。初诊的患者最好选择时间相对宽裕的特需门诊就医，虽然挂号价格稍贵，但有充分的时间认识了解自身疾病，并与医生讨论最佳的、最适合自己的治疗方法。

患了癌症，"病急乱投医"的心理在所难免，而许多不良商家正是抓住了患者的这种心理，用所谓"抗癌保健品"蒙住患者的双眼，欺骗患者。其实，药品与保健品的区别最主要是在于其中各种成分的剂量以及使用方法，癌症患者往往在广告中看到与药品一样的成分，就误将保健品当作药品一样服用，以期商家承诺的奇效出现，可最终不但受到经济上的损失，还因此耽误病情，得不偿失。因此，癌症患者应该相信医院，相信正规的治疗，癌症目前没有特效药，也没有万能药，只有接受专业治疗，才有机会康复。

72

病急乱求医，难获好疗效

大家知道，"三早"乃是控制癌症危害的关键举措，癌症如能早期发现而即刻进行治疗，治愈之机无疑大增。但是，无数事实已经证明，患癌后，若"病急乱求医"，不可能获得最佳疗效。

（1）癌症发病大多已是中晚期，急于求治，可能耽误正规治疗　由于癌症发病的隐匿性，常是悄然袭来，一旦发病常病情已晚。更有不少患者，短期内即告归天，以致给人们留下"治癌"有如"救火"之念。一旦听说某亲戚或好友患了癌症，诸亲好友奔走相告，无异接到了"紧急动员令"，纷纷寻找有关系的医疗单位，争取"先治为快"。岂料，常因此耽误正规的诊治，而悔恨不已。

（2）"擒贼先擒王"，同时还必须铲除残渣余孽，不宜操之过急　癌症的发病有一漫长的过程，各种实体瘤从细胞开始癌变演化成不会发生转移的原位癌，需几年时间。再由原位癌发展到具有浸润转移能力的进展期癌，又需历时数年。所以，一旦被诊断为癌症时，此"内奸"早已潜伏于患者体内数年之久。此时，患者不但要"擒贼先擒王"，将"主犯"擒住，清除原发病灶，还应"连锅端"，将其"残渣余孽"一并铲除。这就不能操之过急，必须作细致调研，细思量，长计议，不必"只争朝夕"。

（3）患者是非常复杂的个体，医生各有专长，"只争朝夕"难以寻求到最佳治疗方案　当今，医学各领域发展甚快，新的诊疗手段不断涌现，各专业学科不但如雨后春笋般地破土而出，且茁壮成长。所谓"隔行如隔山"，此言的确不虚。若"只争朝夕"，寻求非肿瘤科的医生，受其专业知识之所限，难以寻求到最佳治疗方案。

（4）癌症是难治之疾，讲究个体化综合治疗，根本无法在数日间一蹴即成　现今的癌症治疗讲究个体化的综合治疗，所以，就诊断而言，不能满足于单纯的癌症诊断，而必须明确其病理类型、受累脏器、侵及范围、是否有转移、转移的部位及程度，除从解剖的角度了解癌症的状况外，还需更进一步了解其生物学特性，明确其恶性程度，甚至还需做分子水平的基因检测等。做这些细致的检查均须待之以时日，不能操之过急。一旦检查完毕，就需制订治疗方案，除少数早期癌症可单一手术治愈外，对多数进展期癌症而言，均需外科、放疗、化疗等综合治疗，孰先孰后，如何组合，各自选用何种方案，怎样进行有机地综合，大有讲究。

（5）早期癌中，相当一部分终生不发病，急于求治，易留遗憾　现已知，在一些并无症状的早期癌中，有相当一部分是终生不发病，更不致死的所谓"惰性癌"。现今虽然还缺乏鉴别何者能发展成致死的进展性癌，何者又是"惰性癌"，但至少要有足够的时间可以稍事观察，静观其变。一旦病变有发展，即时予以处理，尚为时不晚。若无变化，则可定期甚至终生随访。此种情况尤其多见于与内分泌有关的肿瘤，如前列腺癌、甲状腺癌、乳腺癌等。所以，当筛查发现有上述器官的肿瘤，且病情较早时，患者可不必急于求治。尤其当被诊断为原位癌时，更不妨讨教有经验之士，听取意见。

73

综合治疗：1+1 ≥ 2

综合治疗是指根据患者的身体状况，肿瘤的病理类型、侵犯范围和发展趋向，有计划、合理地应用手术、放疗、化疗、中医中药治疗、生物治疗等现有的治疗手段，以期较大限度地提高治愈率，改善患者的生活质量。

综合治疗是当今治疗恶性肿瘤的合理模式和今后发展的方向，但并不是说所有的肿瘤都需要综合治疗，也不是在治疗一种肿瘤时要把所有的治疗方法全用上去。综合治疗方案还是要根据肿瘤的性质、肿瘤的发生部位，以及患者的具体情况来决定。合理的综合治疗方案可获得 $1 + 1 > 2$ 的效果，不合理的综合治疗非但不能得到 $1 + 1 \geqslant 2$ 的效果，有时反而 $1 + 1 < 2$。

对于大部分比较局限的肿瘤，最常用的方法是先手术，手术后根据手术中的情况及术后病理报告决定是否加用放疗或化疗。对于多数早期恶性肿瘤，单纯手术即可治愈，不必做化疗或放疗。对于一些诊断时即属全身性疾病的恶性肿瘤，如多发性骨髓瘤、白血病和某些恶性淋巴瘤，化疗是首选的治疗方法。对于皮肤癌，局部控制是主要问题，单纯的手术或放疗可将其治愈，盲目地扩大切除、预防性放疗或全身化疗，不但没有必要，而且还会使患者承受不必要的痛苦和经济负担。对于一些表面上看似局限，但潜在远处播散可能的肿瘤，如小细胞肺癌，必须在局部治疗开始之前予以积极的全身化疗，这样才有可能提高治疗效果。对于一些因手术范围受限制而治疗失败，主要表现为局部复发的恶性肿瘤，如中枢神经系统的肿瘤，用辅助放疗可在一定程度上提高手术治疗的效果。对于一些发展迅速，来势凶猛的恶性肿瘤，如炎性乳腺癌，则不宜贸然手术，可以先用化疗和放疗，待肿瘤相对稳定后再施行手术。

恶性肿瘤的治疗早已进入综合治疗的时代，作为患者及其家属不应过分相信或依赖于某一种治疗方法，才能获得最佳的治疗效果和最好的生存质量。

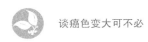

肿瘤 MDT：为患者定制最优诊疗方案

MDT 是医学发展的必然趋势

MDT（Multi-Disciplinary Team，多学科协作）诊疗模式由美国于 20 世纪 90 年代开始探索，后在全世界范围内被推广。MDT 由两个以上不同学科的专家组成固定工作组，针对某一疾病定期进行临床讨论，提出具有针对性的个体化诊疗方案，以达到最佳治疗的目的。

从整个医学层面来看，医学领域的学科划分一直处于分分合合的状态，先分科，然后组合，之后再分。以肿瘤为例，过去，我们根据身体的不同部位，区分不同的肿瘤；经过几十年的发展，我们发现，即使同一部位的肿瘤也需要不同的治疗方式，于是有了内科、外科、放疗科、介入科等划分；医学技术进一步发展后，我们又发现，不同部位的肿瘤，治疗方式也可能是相近的，正如中国传统医学的精辟论述"同病异治，异病同治"。然而，随着分科越来越细，专科医生的知识面越来越窄，这种局限性影响了患者的治疗获益，"多学科协作"就成为必然。

肿瘤 MDT 使患者的获益最大化

经过多年的专科化发展，同一种肿瘤疾病可以有多种治疗方案。在这种情况下，若患者先就诊外科，即可能先接受外科手术；若先就诊内科，则可能先进行化疗，如此，患者接受的治疗方案很大程度上取决于首诊科室和"运气"，并不一定能使其得到最合理有效的治疗，某些患者甚至因错失最佳治疗而抱憾终生。

肿瘤 MDT 诊疗模式从整体医学的观念出发，优化整合多学科医疗资源，使患者同时接受多学科专家的评估与诊断，各科专家能够互通有无，突破单一科室和专业在疑难复杂疾病诊疗上的局限，为肿瘤患者"定制"最优诊疗方案，并在实施中相互配合，简化就诊流程、缩短诊疗时间、减少不必要的资源重复和经济花费，更提高了疗效，使患者的获益最大化。

75

放化疗，必不可少

大部分癌症患者在手术后需要接受放疗或化疗（放化疗）。许多患者听说手术后还要做放化疗，心情十分紧张，既害怕放化疗的毒副作用，又担心放化疗会损害人体免疫系统，减弱人体抵抗肿瘤的能力，不利于肿瘤的治疗。

肿瘤是一种全身性疾病，很多肿瘤即使在早期，其肿瘤细胞就会从原发灶脱落而沿淋巴管转移到局部淋巴结，或被血液循环带到全身其他器官。这些细胞就像"种子"一样，一有机会便在其他器官上种植并生根发芽，从而形成体积很小、一般临床检查很难觉察的"亚临床"转移灶。这些转移灶或循环血液中的癌细胞单靠手术是无法切除的，而手术后的放疗射线能照射这些转移灶，从而防止及减少复发，手术后的化疗则能杀死循环血液中的癌细胞。所以，放化疗在肿瘤治疗中是必不可少的。

俗话说"是药三分毒"，放化疗与所有医疗手段一样也不例外。化疗

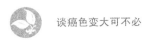

最大的特点是"敌我不分",化疗药物随血液循环流经全身各处,在杀死肿瘤细胞的同时,也对人体正常细胞造成一定伤害,其中对免疫系统的损伤主要表现为骨髓造血功能受抑制,白细胞减少,免疫功能降低。放疗与化疗相比,放疗是一种局部治疗,对免疫系统的损伤要小得多,它的副作用主要是放疗射线在杀死照射部位内的癌细胞同时,也损伤周围正常细胞,所以其造成的损伤往往局限于较小的区域,一般不会对全身情况造成严重影响。

新方法问世,力保免疫功能

近年来,医学专家针对化疗最主要的副作用——骨髓抑制,开发了如粒细胞 - 巨噬细胞集落刺激因子和粒细胞集落刺激因子,它们能刺激骨髓造血能力,从而提高外周血白细胞数量。如果患者使用化疗药物剂量较高,还可配合外周血干细胞移植或自身骨髓移植,即在化疗前先抽出患者骨髓,待大剂量化疗高峰期过后,再将骨髓回输给患者。

目前,医学专家研制出了新一代"靶向治疗"药物,希望抗肿瘤药物只杀死肿瘤细胞而不损伤人体正常细胞。如针对乳腺癌基因的单克隆抗体,在治疗乳腺癌时,可有效地杀死肿瘤细胞而不对免疫系统产生严重损伤。

三维适型放疗的应用,堪称放疗技术的重大突破。它利用先进的仪器,根据治疗部位的不同位置、大小和形状对其进行精确定位,从而在最大限度地杀伤肿瘤组织的同时有效地保护了周围的正常组织。此外,关注饮食、锻炼,也可以全方位增强免疫功能,抵御放化疗副作用。

76

癌症患者：不要等到山穷水尽，
才想起中医

癌症一旦确诊，大多数患者和家属马上想到的是手术，恨不得立即切除或捣毁肿瘤组织；或者是采取手术－放疗－化疗逐级淘汰制。一般地说，癌症病情到了晚期，西医治疗手段难以获得理想的疗效，患者和家属才会尝试中医药治疗。他们普遍认为"中医治疗癌症，只适合手术、放疗、化疗都不能做的晚期癌症患者"，也就抱着"死马当作活马医"的心态。其实，这是患者和家属对中医药治疗癌症误解的一种表现。现已有研究表明，中医药是除手术、放疗、化疗、靶向治疗之外，又一治疗癌症的重要方法。

扶正治癌：减轻放疗、化疗副作用

目前，中医治疗癌症的主流方法是"扶正治癌"。癌症的形成主要是由于正气不足，脏腑功能失调，以致邪毒乘虚而入，蕴聚于经络、脏腑，使机体阴阳失调，气血功能障碍，导致气滞、血瘀、痰凝、毒聚，相互胶结，日久形成肿瘤。"扶正法"即调节机体的阴阳、气血和经络、脏腑的生理功能，以充分发挥机体内在的抗病能力。扶正治癌的中医药联合手术、放疗或化疗，恰好能优势互补，增强疗效。

（1）中医药通过培补脾胃，能改善患者的体质，改善骨髓造血功能，如升高白细胞，减轻手术、放疗、化疗等疗法的不良反应，从而使癌症患者获得接受手术、放疗、化疗等治疗方法的机会，有利于患者较顺利地完

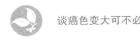

成全部疗程。

（2）有些扶正药物本身具有一定杀伤癌症细胞的作用，或对放疗、化疗有增效减毒作用，即"毒药"攻邪。所谓"毒药"攻邪，并非一般意义上的有毒之品，而是具有阴阳偏性的药物。癌症的发生原因是阴阳失调，治疗癌症的方法就要采用具有阴阳偏性的药物来纠正人体的阴阳失衡，以药物四性的寒、热、温、凉促使人体回到阴平阳秘的和谐状态。

辨证论治：个体化治癌疗效佳

临床实践亦证实，中医药可以全程参与癌症的治疗过程。如果患者有手术适应证，且需要进一步放疗、化疗。那么，在手术后放疗、化疗期间，医生会采用益气养血、调和脾胃为主的方法，降低放疗、化疗对患者的损伤；如果患者放疗、化疗结束后，为了防止出现肿瘤复发和转移，医生则会扶正和攻邪并重，使邪去正复。

中医药不仅可用于不同临床分期的癌症患者，还适用于不同病种的癌症患者。临床应用时，中医师在遵循"辨证论治"的原则、把握患者脏腑气血的阴阳盛衰的基础上，综合考虑肿瘤的临床分期和当下采用的西医治疗方法，针对每一位患者予以"量体裁衣"式的治疗方案，如"益气养阴"治肺癌，"健脾"为主治胃癌，"滋阴温肾、调理冲任"治乳腺癌等，通过中医药干预，改变肿瘤赖以生存的内环境，一方面，抑制了肿瘤的生长，将人体阴阳调整到一个和谐的状态；另一方面，提高了患者的生存质量，延长了生存时间。

中医中药，助癌症患者
度过"化疗关"

　　手术以后的辅助化疗能够杀灭进入全身循环的癌细胞，减少日后肿瘤复发的危险，给患者长期存活带来益处。但是，几乎所有的化疗药物对正常组织和细胞都有不同程度的杀伤作用，尤其是对生长旺盛、经常更新的骨髓造血干细胞、胃肠道黏膜上皮、生殖细胞和皮肤毛发等更为明显。

　　针对化疗引起的全身功能紊乱、免疫功能下降等副作用，有什么方法可以减少甚至避免这些副作用呢？应该说，中医中药是最好的治疗方法。与现代医学的化疗方法不同，中医中药有一整套理论体系来指导临床实践，通过辨证施治，运用中草药来防治化疗的副作用。临床实践也证实，中医中药在调整全身功能紊乱、增强机体免疫功能方面具有独特的优势，无论是在手术后的体力恢复，还是在化疗时升高白细胞、血小板，改善临床症状，防止化学药品的毒性作用方面，都有着良好的效果。

　　一般地说，癌症患者在化疗时，可以采用中医中药，以避免或减轻化疗的副作用。如果出现体弱无力、食欲下降，可以用党参、黄芪、白术、茯苓、淮山药等中药来健脾益气。如果出现白细胞下降、血小板减少，可以用生熟地、当归、白芍、女贞子、补骨脂等补血的中药，有文献报道，女贞子、补骨脂具有升高白细胞的作用。如果出现恶心、呕吐、嗳气、反酸时，可以加入柴胡、枳壳、旋覆花等中药来舒肝和胃降逆。如果出现腰背酸痛、身软无力等症状，可以加入枸杞、山萸肉、补骨脂等中药补益肝肾等。另外，为防止肿瘤死灰复燃，当癌症患者在结束化疗进入康复期时，根据患者的身体状况，可在常用中药方中适当加入几味具有抑制肿瘤的中

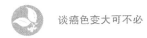
药，以进一步清除残余癌细胞，防止癌细胞的转移和复发。

必须注意的是，中医中药防治化疗副作用效果的好坏关键在于辨证施治，即根据中医理论，随着病情的变化，不断调整处方，才能取得良好的效果。一个处方用到底或使用他人的"经典"处方都是违背辨证施治原则的，也难以取得较好的疗效。

78

当好癌症患者的家属

患了癌症，科学合理的治疗和护理是十分重要的，家属的配合也有举足轻重的作用。

学点癌症知识

科学发展到今天，癌症不等于死亡已是不争的事实。早在 20 世纪 80 年代初，世界卫生组织就宣告：三分之一的癌症可以预防，三分之一的癌症能够治愈，不能治愈的晚期癌症，通过各种治疗可减轻痛苦，提高生活质量，延长生存时间。事实上，所有的癌症只要早期诊断，及时治疗，90% 以上的癌症都可得到治愈。认识这些事实，有利于家属积极配合医生，支持患者，树立战胜疾病的信心。

选择治疗医院

患者从怀疑癌症到明确诊断为癌症并进行治疗，都应到正规的肿瘤专科医院或大型的综合医院进行。家属不要打听治疗癌症的"神医""治疗秘方"或"治疗××功"等。因为迄今为止，世界上还没有治疗癌症的仙丹或神医，而治疗癌症的"巫医"或"癌骗子"却随处可见。在现实生活中，经常可以看见因受骗上当，延误治疗时机，最后人财两空的悲剧。至于求神拜佛则更不可取。

保健品不是药

保健品行业中，治癌的保健品最多，也最畅销，这与癌症患者的家属盲目相信其功效，不惜血本买给患者服用有极大的关系。实际上，名目繁多的治癌保健品，实属公害。因为保健品不是药品，在癌症治疗过程中，如经济条件许可，可以选用一些经过卫生部门正式批准的保健品，但千万不能舍本求末，祈求用保健品来代替治疗癌症的药品。

不必过分呵护

癌症不是传染病，亲近患者、细心护理患者，对消除患者和亲属之间的隔阂很重要，但过分呵护会使患者失去战胜疾病的信心，不但无益反而有害。应该鼓励患者自己照料自己的生活，让患者回归到正常的生活环境中去，像正常人一样有自己的生活自由度。同时，让癌症患者适当参加一些力所能及的社会活动和体育活动。

放化疗的护理

肿瘤患者在化疗、放疗期间可能出现食欲减退、恶心、呕吐、口腔溃疡等反应。对此，家属应尽量做些患者喜欢吃而又富于营养的食品，质要软、量要少，少吃多餐，尤其对患者欢喜的"风味菜"，不要因所谓的忌口，

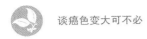

将其排除在外。此外，在放疗、化疗期间，为防止感染，应让患者少去公共场所。因为癌症患者在放疗、化疗期间，抵抗力减退，较一般人更容易发生各种感染性疾病。

一般不需忌口

癌症患者是否需要忌口，是癌症患者及其家属普遍关心的问题。除以下三种情况外，一般不需忌口。①对某种食品过敏，如鱼、虾或蛋等。②对某些食品，例如鸡、海鲜食品等，由于受其他癌症患者流传的影响，患者疑虑特别严重，在疑虑未消除以前，可以暂时不吃。③在接受中医中药治疗时，由于中药配伍禁忌等原因，可遵从经治医生的意见，适当忌口。

要保护好自己

家属在得悉亲人患癌后，心理上常常受到极大的震动和刺激，尤其是在癌症患者不治身亡之际，家属要十分注意自己的身体健康，要面对现实冷静处之。患有高血压、心脏病等慢性病，要及时治疗和服药，防止"祸不单行"。

79

癌症患者：营养障碍与实用对策

障碍一：食欲减退

常在癌症发病初期出现。产生原因包括癌瘤增大、毒素产生、化疗及放疗的影响等。

对策：应少量多餐，每日进餐次数不限制，鼓励患者进食，想吃时就吃，并尽量多吃。若在进餐过程中感觉疲倦或不适，可休息片刻后再进食。尽量满足患者对食物、烹调方法的要求，并不断变换花样，特别注意色、香、味、形的搭配，以及软硬、干稀的搭配。可试用适量的开胃品（如山楂等）等，以增进食欲。适量增加盐的摄入，对提高部分癌症患者的食欲有一定效果。进餐前后保持轻松愉快的心情也是需要的。但是，过甜或油腻的食物会降低食欲，应注意避免。

障碍二：味觉改变

很多癌症患者对甜味和酸味的感觉减弱，而对苦味较为敏感。对咸淡的感觉因人而异，变异较大。

对策：可试用糖或柠檬来增强甜味和酸味，多选香菇、洋葱等味道独特的食物。尽量不用或少用苦瓜、芥菜等苦味重的食物，并根据患者的咸淡感觉调节食盐的用量。我们曾观察到，采用凉拌菜并加以适量的调味品，对味觉改变较大的癌症患者有吸引力。这样的食物搭配虽不能提供足够的营养，但往往可改善患者的口味，为他们开启摄食大门。

障碍三：恶心呕吐

主要因放疗、化疗等引起。

对策：在放疗或化疗前2小时内不进食。平时，食物需清淡，特别不能摄食油炸、油煎的食物及奶油类食物，不要一次大量喝饮料。冷热食物不可同时进食，以避免对胃肠产生刺激。实践表明，出现恶心呕吐时，适量选用酸味食物可有效改善进食状况。若呕吐严重，可在医生指导下服用止吐剂，并注意静脉补液，避免水和电解质代谢的紊乱。

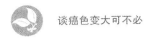

———— **障碍四：口腔溃疡**

主要因放疗、化疗、癌瘤本身及病毒感染等引起。口腔溃疡的出现，可影响患者饮食和咀嚼。

对策：采用液体肠内营养制剂，可口服，也可管饲，并辅以少量新鲜果汁，以促消化。需注意进食肠内营养制剂的"三度"，以减少进食后的不耐受现象，即①温度：与皮肤温度相似即可。②速度：每次口服或管饲不宜超过 200 毫升，速度不宜过快。③浓度：不宜超过 25%，一般可按肠内制剂说明书配置，粉状肠内制剂兑水的体积比例一般为 1∶4~1∶6。

"吃"得好，肿瘤会越长越大吗？

肿瘤与营养的关系是一个医学界争论了多年的话题，也是许多肿瘤患者、家属感到很困惑的一个问题。那么，营养支持治疗真的会"营养"癌细胞，加速肿瘤发展吗？

———— **不给营养支持，肿瘤仍可疯狂地生长**

事实上，人体内的营养代谢是一个极为复杂的过程，即使不给肿瘤患者营养支持治疗，肿瘤仍以旺盛的糖酵解形式消耗机体的骨骼肌，损伤机体的免疫功能。也就是说，即使肿瘤患者整天不吃不喝，肿瘤仍可疯狂地生长。动物实验亦证实，营养支持可以促进肿瘤细胞增殖。

没有营养支持就没有治疗

通常，恶性肿瘤患者存在严重的营养不良，在这种情况下，大多数患者均无法接受手术、放疗、化疗等肿瘤治疗。而给予肿瘤患者营养支持治疗，可以帮助患者顺利完成各种肿瘤治疗，彻底杀伤肿瘤细胞，提高患者的生活质量，延长生存期。

（1）营养不良的肿瘤患者术后并发症发生率与死亡率均有所增加。因此，在术前1~2周如能给予有效的营养支持，可改善患者全身营养状况，减少并发症的发生，降低手术死亡率，同时也不耽误手术时间。术后继续给予营养支持，可加速患者的康复。

（2）在放化疗期间，患者能量消耗增加，加之胃肠反应、食欲不振或剧烈恶心呕吐，体力消耗明显增加，常迫使治疗中断，给予营养支持治疗，例如，营养丰富且可口的饭菜，可提高患者的耐受能力，使治疗顺利完成。另外，给予营养支持治疗，可促使肿瘤细胞迅速增殖，由静止期进入到分裂期，而处于分裂期的肿瘤细胞对放化疗的敏感性增加。因此，放化疗期间的营养支持治疗既可以增加治疗的耐受性又提高了治疗效果，可谓一举两得。

81

癌症患者要"减负"

"抗癌西药、中药、化疗减毒药、升白细胞药、补血药、提高免疫功能药、营养药、滋补药、止痛药、止吐药……每次服的药片（粒）有一大把，还有一杯冲剂、两瓶口服液、一碗自煎的中药。"

……

这种情况在癌症患者中比较普遍。只要被戴上"癌症"的帽子，患者就会主动或被动地服用大量药物，不仅数量多，而且种类也多，服药的时间非常长。若对他们正在服用的一大堆药物进行分析，似乎每一种药物对患者都有益处。但是，如果真正将患者吃的全部药物放在一起分析，就会发现这些药物常常可带来许多危害：药物的有效治疗作用相互抵消；不同的药物相互作用后产生各种不良反应；药物过多造成机体在短期内无法充分代谢和利用，被当作废物排出体外，这样势必增加肝脏和肾脏的负担，甚至损伤肝脏和肾脏的功能；药物影响患者的食欲及消化吸收功能，致使其出现严重营养不良。此外，服药过多还会大大增加患者的经济负担，使患者和家属不堪重负。

狂服乱用有因

癌症患者，尤其是晚期癌症患者用药量多，用药种类复杂的原因主要为以下几个。

（1）癌症患者病情复杂，常伴有多种并发症，晚期多有消瘦、出血、疼痛以及各种感染。为了减轻患者的痛苦，医生不得不联合使用多种药物来止痛、止血、抗感染。

（2）癌症患者往往同时在多处就医，并常向医生隐瞒自己多处看病服药的情况，医生不知此情，有可能开出相同的药物，甚至可能出现药物配伍禁忌现象。

（3）不少癌症患者过分相信药物的神奇作用，尤其相信称有"增强癌症患者免疫功能""扶正防癌抗癌""排毒解毒""无任何副作用"等字样的药物。

（4）有的患者对用药存在贪多心理，认为用药多多益善，可以面面俱到。"万炮齐发"，总有击中要害的。

（5）另有一部分患者认为增加服药量，可以增强疗效，因此，常常擅自增加用药量或延长用药时间。

（6）患者之间常相互介绍"治癌"经验和相互推荐"神奇"的抗癌药，一些经济条件较好的患者就抱着试试看的心理，随意购买使用。

（7）患癌症后，亲戚、朋友送的各种营养药、保健药、增强免疫力药，迫使患者被动服用。

精挑细减有方

我们主张，癌症患者要精选药物种类、精减用药剂量。

（1）患者主动参与诊疗过程很重要，不管是初诊还是复诊，都应积极、主动向医生叙述病史和既往用药史，叙述服药治疗过程中的感受和反应。

（2）如果患者同时在多处就医取药，或自购、自服药品，要把真实情况告诉医生，在医生的帮助下，精选及精减用药。

（3）患者在服药前，应仔细阅读药物说明书，充分了解所服用药物有哪些注意事项和副作用。

（4）患者在服药期间，如果出现任何不良反应，应立即告诉医生，以便医生重新评价药物处方，及时换药或停药。

（5）癌症患者对抗癌药品的宣传比任何人都敏感，因此，患者和家属应充分警惕某些传媒在抗癌药物宣传中过分夸张或虚假的宣传。

82

癌症患者，进补有方

癌症患者在经历手术、放疗和化疗等后，常常希望进补一些滋补品，以起到增强体质、提高身体免疫力及抗癌能力、防止癌症转移和复发的目的。如何进补才能取得较好的滋补效果呢？由于癌症患者大多数是正气不足，气、血、阴、阳虚相兼，因此，服用由多种滋补药物、膏及辅助品共同组成的膏滋药，远比单纯食用一味滋补品更全面、针对性更强、效果更好。

一人一方，"开路"先行

市售有名的滋补膏非常多，但由于其处方固定，很难适用于每个癌症患者。如市售的十全大补膏中内含党参、黄芪等五味补气药，当归、白芍等四味补血药，温阳药肉桂一味，比较适合气血两亏、阳气不足的癌症患者；而热性体质的癌症患者服用就不适合，服后会觉得太热，胃不舒服。理想的冬令进补膏滋药应该是一人一方。最好能请有经验的中医师，根据气血阴阳偏胜、邪正力量对比进行辨证分析，然后根据患者的体质和病情进行处方，比较切合实际。

癌症患者在服膏滋药前，应先服"开路"药。这是因为不少癌症患者均有邪正兼见的情况，在邪气尚未祛除时进食膏滋药，将影响膏滋药的消化吸收。癌症患者的邪兼有热、瘀、湿三种情况（热表现为舌尖红、口干、便秘、尿赤；瘀表现为舌青紫、瘀点、瘀斑，或舌下静脉曲张紫黑；湿表现为舌苔厚腻、胃口差、泛恶等），祛邪主要通过服用以祛湿、热、瘀等邪为主的各种汤剂"开路"。还有一些癌症患者，虽无湿、热、瘀等邪气存在，但却属于"虚不受补"，即患者胃气极差，服用含野山人参等滋补品的膏滋药时，会感觉胸闷胃胀、泛恶等。这种患者应先由中医师开出补脾健胃、和中理气汤剂的"开路"药。一般，癌症患者应在服用膏滋药前一个月左右服"开路"药。

服用膏方，几点注意

"开路"药服完后，可开始服用膏滋药。膏滋药服用的时间，可从冬至前一星期开始服用至春节前服完。如春节在一月份，则可延长至二月初或中旬。开始时每日一匙，开水烊化后服，也可隔水蒸热后服用，以临睡前一小时服用最佳，以利缓慢吸收。在三九、四九严寒时，则在早上加服一匙，即一日两次。加服时，先浅浅一匙，量少些，逐步增加。此外，要注意估计膏滋药的总量，加量要设法在春节前后服完，做到冬至到春节期间匀量服完。

癌症患者一般体质较弱，容易感冒，常谓"虚人感冒"。感冒后，只要不发热可不停服膏滋药，只是用量减少一些，同时加服感冒药。有时单用祛邪的感冒药不理想，则可用少量滋补药治感冒，也能取到同样效果。此外，癌症患者伴急性感染、有转移迹象或在放、化疗期间，要暂停服膏滋药，待病情稳定或放疗、化疗完成后，再少量试服观察。

83

肿瘤患者，虚证才能补人参

中医治疗的一个重要原则，叫作"虚者补之"，只有"虚"的时候才需要补。而肿瘤患者有时表现为虚证，有时又表现为实证，实证时就不能补。怎样的表现叫作虚证或实证呢？当然，最好的办法是请中医辨证。这里举一些例子，仅供参考。

实证：实意味各种征候都是亢盛有余，如腹部胀满，影响进食；烦躁不安，火气甚大；大便闭结，或者里急后重；小便不通，或者尿赤尿痛；高热、大汗，脉象弦滑有力，舌苔厚腻等。有这类情况者，一般是不宜服用人参的。

虚证：虚是相对于实而言的。虚就是衰弱、不足。虚是服用人参的主

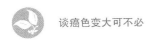

要适应证。但是，虚有多种，如阳虚、阴虚、气虚等，而人参也有多种，因此，不同的虚证应选择不同的人参。

肿瘤患者偏于阳虚，如有恶寒、四肢冷、脉弱无力、舌质淡时，比较适宜服用野山参、红参之类带温性的人参，这就是虚者补之、寒者温之。野山参等可以提气助火、补五脏之阳。

肿瘤患者偏于阴虚较多见，它和阳虚相反。患者常表现为内热，如手足心热、盗汗、舌质红、脉数等症状。这时，适宜服用性质偏凉的西洋参，西洋参可滋阴降火。古人说，西洋参性凉而补，凡欲用人参而不受人参之温补者，皆可以此代之。

气虚常见的症状，如疲软乏力、多汗、脉软、舌苔薄、舌质较淡等，这类情况在肿瘤患者康复期最为多见。此时，适宜服用比较平和的生晒参、白参一类。

知道这几种人参的适用范围后，肿瘤患者可以根据自己的情况，适当选用一些人参服用。需要注意的是，不要滥用人参，更不要过量服用人参。临床证实，不适当食用野山参后，患者常会有头痛、眩晕、牙龈肿痛、烦躁不安、失眠、咯血、鼻血、便血，还可以出现血压升高，严重时甚至会有精神错乱、抽搐、脑溢血等；不适当服用西洋参，也会出现怕冷、寒战，食欲减退、腹胀、头晕等症状，一些人还会有过敏现象，出现皮疹。

可见，人参虽可以补益身体，但由于肿瘤患者的症状大多比较繁杂，有"虚"有"实"，又有虚实夹杂，而虚证中，又可以"阴""阳"同虚之类。因此，肿瘤患者在服用人参之前，最好能征求医生的意见，而不要擅自服用，毕竟人参也是药。

84

帮助癌症患者走出心理误区

家里一旦有人得了癌症，家属往往想到的是，哪怕倾其所有，也要挽救患者的生命。但很少会有家属去顾及或揣摩，癌症患者每天都在想些什么？其实，癌症患者除常常被药物副作用、伤口疼痛、口腔溃疡、脱发和造口不便等诸多身体不适困扰外，还存在着难以解除的心理痛苦，以致影响了他们的生存质量。针对这种现状，家属在居家护理中应正确面对患者常见的心理问题，协助他们调节心理情绪，维持身心和谐，提高生活质量，延长寿命。

想法一：会不会搞错了，我得的不是癌症吧

这种怀疑心理多出现在求生欲望强烈的中年患者中。得知自己患的可能是癌症后，患者会心情紧张，四处求医。在未得到最后确诊之前，患者往往怀疑自己得的就是癌症。但是，当医院给出确诊报告之后，患者又对报告产生怀疑，怀疑"癌症"的诊断结果，不敢、更不愿意去相信诊断结果。患者焦虑、烦躁，反复去医院检查、求证，希望之前的检查是误诊。

对策：此时，家属不必过早地勉强患者放弃他的"否认"，去面对现实，更不必强调"当局者迷"，而以一个局外人的身份来纠正患者的各种行为。家属应该耐心地陪伴患者走过这段弯路，逐渐引导患者正确就医。也可告知医生，"保守"地告知患者真实病情，通过医生讲解癌症相关知识，让患者不再乱投医，也不再做一些意义不大的检查，逐渐接受事实，并正确面对自己的病情。

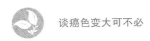

想法二：我没得这毛病、没恶化、没转移

一旦确定了癌症的诊断，大多数患者会对癌症产生一种恐惧心理：对疾病未知的恐惧，对孤独的恐惧，对疼痛的恐惧，对与亲人分离的恐惧等。恐惧常唤起患者对过去和未来对比的联想和回忆，因而对癌症采取回避态度，幻想自己没有得癌症、没有恶化、没有转移，以致对治疗产生消极的情绪。

对策：幻想自己没有得癌症、没有恶化、没有转移，是一种主观的良好愿望，但现实毕竟是残酷的。因此，患者必须接受患癌症的事实，必须接受恶化、转移的事实。家属可以主动地、有分寸地把医生的诊断告诉患者。这样做，一开始对患者会有一定的打击，但通过做细致的思想工作，主动介绍病情，讲解当前癌症诊治研究的进展，明确指出癌症已不是不治之症，同时结合医生介绍某些癌症治愈的实际病例，或请治疗后病情缓解的患者介绍自己同癌症做抗争的实例，可以减轻患者的恐惧心理，逐渐让患者接受事实，而不是一味生活在幻想中。

想法三：放疗、化疗太痛苦了，生不如死，不如早早解脱

接受放疗和化疗的患者，通常会遇到放疗副作用、化疗药物的副作用，以及常人难以忍受的癌症疼痛等问题，使其更容易出现紧张、焦虑、抑郁、烦躁、情绪低沉、意志消退等不良心理状态和消极情绪，从而导致其陷入悲观绝望之中，丧失与疾病做斗争的信心，而不再愿意继续治疗。患者常产生"生不如死"的念头，对生活和前途失去希望，死亡安排多于生还打算，祈求早日解脱。常表现为心情抑郁、悲观、消沉和绝望、自残甚至轻生自杀。

对策：放疗是局部治疗，化疗为全身治疗，作用于机体会出现不同程度的恶心、呕吐、食欲减退、白细胞减少等症状，对患者身心造成极大危

害。因此，亲属应及时掌握患者的思想情况，除了给予身体上的照顾外，还应注意精神上的支持，及时消除患者的顾虑和紧张情绪，从而配合治疗。当然，医生也会采取各种措施，减轻放疗、化疗的毒性。如今，针对性更强、副作用更小的靶向药物的问世，也给患者带来了新的希望。因此，患者千万不要因为惧怕放疗、化疗副作用，放弃治疗，延误病情。

想法四：人生已快到尽头，真是悲伤呀

由于疾病的折磨或者治疗费用的不断增加，患者会出现脱离社会的孤独感，再想到自己还有未完成的事业，自己不能继续照顾亲人及子女，内心深处又会产生难以言状的痛楚和悲伤。再加上，疼痛的折磨、药物的副作用等，进一步强化了抑郁和绝望，有的甚至产生自杀念头。

对策：处在抑郁的心理阶段，患者对语言刺激尤为敏感，对个人行为控制力极为低下。为此，家属要避免悲观语言，不要在患者面前过度悲伤。对抑郁情绪过重的患者，家属需密切观察，精心护理，防止出现绝望自杀的行为。目前认为，音乐疗法是治疗癌症患者抑郁情绪不可缺少的有效手段之一。具体做法是在舒适的环境中，每日定时播放舒缓的音乐，与患者共同进行深呼吸训练，加之冥想，可以共同回忆美好的时光，抑或是假想一些情景，达到彼此全放松的状态，可有效调节不良情绪，减轻抑郁。

85

患癌 5 年了能"脱帽"吗？

大多数癌症患者或家属都认为，癌症患者存活超过 5 年，就应该把癌

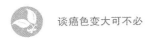

症这顶"帽子"脱掉了。事实上，5 年后癌症仍可能复发。

早期乳癌术后 22 年骨转移

1978 年，26 岁的她不幸得了乳腺癌，经及时手术，所幸淋巴结未转移。由于当时尚未推广早期癌症患者术后预防性化疗，故她未接受化疗，而是在门诊服中药。十年间，她的病情经多次复查稳定，1989 年结婚，1990 年生下儿子后，停用药物达十年。

2000 年 3 月，她因骨关节多处疼痛不止，前来门诊，经放射性核素扫描，被诊断为骨转移。治疗除继续服中药外，还进行放射性核素姑息治疗，骨痛症状有所缓解，至今 3 年，经多次复查，所幸病情并无恶化征象。

早期癌症患者时隔 22 年又出现转移，难道仅是个别现象吗？进一步的临床研究结果令人震惊。

20.18% 的癌症患者在存活 5 年后出现转移

研究表明，425 名癌症患者中，存活超过 5 年者 109 名，占 25.65%。在这 109 名存活 5 年以上的癌症患者中，出现转移者达 22 人，占 20.18%，即 5 位癌症患者中就有 1 位出现转移，转移频率之高，令人吃惊。

仔细分析后发现，出现转移间隔时间最长 22 年 1 人，9 年 7 个月 1 人，5~6 年 2 人，4~5 年 6 人，3~4 年 4 人，2~3 年 5 人，11 个月 ~2 年 3 人，最短 11 个月，平均 7 年 7.5 个月。转移部位以局部转移最多，达 11 人，占了一半，其次为骨转移 6 人，淋巴结转移 1 人，腹腔转移 1 人，肝转移 1 人，有 1 人肺、肝、骨等广泛转移。以上数字应引起广大癌症患者的高度警惕。

此外，在存活 5 年以上的癌症患者中，另有 13 人患重复癌，占 109 人中的 11.93%。虽然重复癌不是转移，但同样使癌症患者胆战心惊，加上合并转移的 22 人，则总的出现率达 32.11%。也就是说，癌症患者存活 5 年以上有近三分之一的患者出现癌症转移和重复癌。

癌症患者存活 5 年后仍需定期复查

不少早期癌症患者即使淋巴结阴性，在术后一两年内，仍十分害怕转移，因而对治疗及复查均较重视。而一旦存活超过 5 年，有些人就会忽视定期复查和治疗，甚至认为可以脱掉癌症这顶"帽子"了。然而，以上资料已经充分证明，癌症患者即使存活 5 年，仍可能出现转移或发生重复癌，因此，患者应保持高度警惕。当然，出现转移也不必害怕，只要积极治疗，仍有生存的希望。

可见，癌症患者存活 5 年可"脱帽"之说言之过早，患者仍应积极预防癌症转移，坚持定期检查，积极治疗，同时适当服用一些可调节机体免疫力功能的药品或保健品。

86

癌症根治后仍需牢记"防癌建议"

研究表明，癌症生存者在癌症得到根治之后，完全可能与普通人群寿命一样长。因此，他们在今后的生存期，癌症不仅可能再回来（复发），而且有可能再出现新的癌症，即第二原发癌。

癌症生存者再患癌症的危险性，虽然与他们的个体易感性有关，但也与他们的不良生活习惯有关。下面，针对癌症生存者提出 3 条防癌建议。

（1）平衡膳食，保持健康体重

均衡摄入：目前认为，通过平衡膳食的摄入来保证丰富营养供给的方

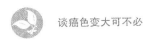
法，不仅可靠有效，而且也更经济安全。

- 每天至少吃 5 种以上的蔬菜和水果。
- 多摄取植物类食物，减少腌制食品及红肉的摄取。
- 限制酒精及酒精类饮料的摄入。
- 合理摄取脂肪、蛋白质和碳水化合物，适当限制糖的摄入量。
- 选择全谷类食物及粗粮食物。
- 低脂肪饮食，减少反式脂肪酸和饱和脂肪酸的摄入量。
- 避免摄取被病原微生物污染的食物，推荐吃经过烹饪灭菌的食物。
- 癌症生存者每天至少需要饮 8 杯水。

适量饮食：终生保持健康体重，让自己饮食能量摄取与体能消耗之间长期保持平衡状况，避免身体过胖或过瘦。

- 保持健康体重：能量摄入与体能锻炼需保持平衡，避免肥胖。因为肥胖与癌症危险性增高密切相关。
- 减重：肥胖或体重超标的癌症生存者，建议通过适当控制饮食摄入及适量运动，逐步将超标体重减轻 5%~10%。

(2) 营养品，在医生指导下服用

癌症生存者是否需要补充维生素、矿物质、名贵中草药等，目前仍然存在较大争议。研究显示，服用某些营养补充剂，有利也有弊。

- 豆类食品及其补品的作用尚未得到证实，但是，豆类食物富含蛋白质，值得推荐食用。
- 对雌激素受体阳性的乳腺癌生存者，尚不推荐大剂量补充豆类食物提取的异黄酮。
- 尚不清楚抗氧化剂对癌症生存者是否有益。
- 研究显示，高剂量胡萝卜烯类物可能增加肺癌的危险。
- 尚未肯定钙、叶酸和硒是否真正能预防结直肠癌复发。

由于缺乏足够研究证据，癌症生存者补充豆类异黄酮、胡萝卜烯类物和抗氧化剂等补品，需要谨慎。另外，尚无证据表明，素食是否对癌症生存者有益。因此，素食的癌症生存者最好在医生指导下适当加强营养。

（3）积极运动，保持身体活力

有证据表明，锻炼身体可以改善乳腺癌和结直肠癌等生存者的预后；每周适度锻炼至少 1~3 小时，可使乳腺癌生存者复发风险减少 26%~40%。

· 锻炼可以改善骨骼强度，减少骨质疏松的危险。锻炼还可能减轻焦虑、抑郁、改善情绪、提高自尊及减轻乏力。

· 伸展运动可能改善淋巴水肿的癌症生存者活动能力。

· 免疫力低下的癌症生存者，在血细胞计数未恢复到正常水平之前，应避免到公共体育场所锻炼。

· 接受过放射治疗的癌症生存者，应避免长期到含有氯化物消毒剂的游泳池锻炼。

· 癌症生存者运动时注意保持身体平衡，避免跌倒。

总之，合理饮食营养及运动，不仅对癌症生存者的康复至关重要，也可预防癌症复发及再患癌。

87

与癌抗争，晚期癌症仍可积极治疗

治疗癌症通常采用手术、放疗、化疗等方法，对晚期肿瘤患者而言，除传统的放化疗以外，还可以采用以下治疗方法。

生物治疗：生物治疗是目前国内新兴的一种癌症治疗方法，运用生物技术和生物制剂，将从患者体内采集的免疫细胞进行体外培养和扩增后回输到患者体内。该方法可以激发和增强患者的自身免疫功能，从而达到治疗癌症的目的。近年来，另一类生物治疗应用到临床并取得明显疗效，即分子靶向治疗。分子靶向药物主要作用于肿瘤相关的特定分子，阻断肿瘤的生长，对肿瘤细胞以外的正常细胞影响较小，可延长不宜进行手术的中晚期肿瘤患者的生命。

微创治疗：临床统计显示，60% 以上的中晚期癌症患者可以通过微创治疗得到治疗的机会；射频消融、微波消融等技术使不能接受传统手术治疗的中晚期肝癌患者，获得了无瘤生存的可能；利用超声聚焦的方法，可以在肿瘤局部产生 60℃ 以上的高温，完全灭活肿瘤细胞，现已广泛应用于晚期肝癌、胰腺癌、肢体肿瘤的治疗；微创治疗对控制晚期癌症的疼痛等症状也有较好疗效。

中医药治疗：中医言"存有一分血，便有一分命。存得一分津液，便有一分生机"。传统汤药的使用充分体现了中医辨证论治的个体化治疗。通过医生仔细的辨证施治，一方面可以提高患者的体质，调节肿瘤所在的微环境，间接起到控制肿瘤的作用；另一方面，部分清热解毒的中药还可以直接抑制肿瘤的生长。如果配合其他有效方法，有可能进一步提高疗效。当然，中医药治疗肿瘤必须在整体观、辨证施治理论指导下实践，决不能随意施药。

癌症需要采用多种治疗方法及手段，其治疗周期和康复过程相对较长。因此，为晚期癌症患者创造一个舒适的环境，能减轻患者痛苦，防止或减少并发症发生。

（1）做好患者心理支持　晚期肿瘤患者大多存在不同程度的恐惧心理，有的对治疗失去信心、悲观失望，甚至产生轻生念头。这些情绪不但无助于机体调动自身能动性与疾病做斗争，反而会抑制机体的免疫功能。因此，医生和家属要及时了解患者的真实思想，有针对性地进行心理疏导。

（2）有效地控制癌痛　疼痛一直是影响晚期肿瘤患者生活质量的主

要原因之一，如何缓解癌痛也成了照顾癌症患者的主要内容。现在用于癌痛治疗的药物非常丰富，在专科医师指导下，合理使用止痛药物，可以使癌痛得到完全控制。除药物之外，还可以采取心理疗法来减轻癌痛。例如通过听音乐、看电视、读书、读报等方法分散患者注意力，消除不良情绪。

88

"带瘤"，也可以美好生活

"带瘤"生活，这让许多患者难以接受。然而，带瘤生活却是无数恶性肿瘤患者无法回避的现实。如何让无法根治而不得不"带瘤"生活的患者活得更长，活得更好？这是一大世界难题。好在这一难题正在被逐步破解。随着医疗技术的进步，肿瘤已成为真正意义上的慢性疾病，许多无法根治的晚期肿瘤已从过去平均生存期不足 5 个月，延长到 7 个月、9 个月、12 个月、20 个月、30 个月……甚至数年。

抗肿瘤治疗的手段多样，而且近年来新药和新的疗法还在不断问世。这给带瘤生活的患者带来新希望，同时也带来新困惑：过急过猛的抗肿瘤治疗，可能因创伤或不良反应而适得其反；过温和的抗肿瘤治疗，可能无法控制不断吞噬机体的恶性肿瘤细胞；过于守旧的治疗选择，可能痛失医学和社会进步带来的实惠；不惜代价"抢救"，追求昂贵的药物和治疗方法，可能耗尽家产，甚至负债累累，"人财两空"。因此，选择恰当的方法，在恰当的时间，用于恰当的患者，才能够让无法根治的晚期肿瘤患者"带瘤"生活得更好。

活得更长，比一味追求缩小肿瘤重要　肿瘤缩小是抗肿瘤治疗有效的

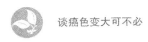

重要指标。但是肿瘤缩小并不等于都能延长患者生存的时间，尤其是那些抗肿瘤治疗不太敏感，或肿瘤本身相对缓慢生长者。对于无法根治的晚期肿瘤，目前医生的治疗决策并不是一味缩小肿瘤，而是要精打细算、细水长流，遏制肿瘤疯长势头，让患者活得更长。

活得更好，才是可接受的"带瘤"生活　在改善和维持患者生活质量的基础上，延长带瘤生存时间，才是患者可接受的"带瘤"生活。要做到这一点，一是要根据患者肿瘤病变的轻重缓急，合理选择抗肿瘤治疗方法、强度和时序。二是要同时积极缓解肿瘤及抗肿瘤治疗所致的身体和精神心理症状，维护患者的生活质量。

调动一切可以调动的力量　成功的长期带瘤生存，不是患者一个人的战斗。调动患者自身的潜在力量的同时，还需要调动家属、陪护者、朋友等潜在力量，支持和帮助患者更好生活。当然，医疗团队是带瘤生活患者必不可少的医疗保障。因此，患者应主动选择值得信任并可长期给予合理医疗与支持的医疗团队。

参加规范化临床试验可出现新转机　近年来，新的抗肿瘤新药研究十分活跃。许多过去被认为对抗癌药物治疗无效的肿瘤，如肾癌、胃肠间质瘤、黑色素瘤，都有了能显著延长带瘤生存的抗癌新药。患者可积极寻求参加新药的规范化临床试验，以获得肿瘤控制的新转机。

耐心与信心同等重要　信心是成功抗肿瘤治疗的前提。然而，在长期带瘤生存过程中，患者的病情难免出现反复，还可能出现治疗带来的创伤和副作用，并出现恐惧、愤怒、抑郁、焦虑、沮丧、绝望等情绪波动。此时，耐心比信心更重要。只有长期坚持抗肿瘤治疗与对症治疗相结合，才能改善患者的生活质量。

靶向治疗：
治疗癌症的新希望

　　进入 21 世纪的今天，肿瘤的治疗方法越来越多，除了传统的手术、放疗、化疗、生物治疗和中医中药治疗外，针对肿瘤在器官组织、分子水平的靶点不同，还可以使用不同的靶向治疗技术进行靶点治疗。

　　分子靶向治疗是对已知肿瘤发生机制所涉及的异常信号传导通路进行阻断，从而起到杀伤肿瘤细胞、抑制肿瘤生长的作用。与其他治疗肿瘤的方法相比，靶向药物治疗最显著的优势就是能够准确打击癌细胞而又不伤害正常的细胞。例如，分子靶向治疗药物表皮生长因子受体酪氨酸激酶抑制剂（EGFR-TKI），在 EGFR 基因突变的肺癌患者中，不仅疗效显著，而且副作用小。

　　分子靶向治疗直接消灭癌细胞，一般不会误伤机体正常的细胞，因此，患者常见有腹泻、皮疹等，但不会出现脱发、白细胞下降等严重反应，患者生活质量较高。此外，靶向治疗药物的服用方法非常简单，患者可以在家治疗，不仅节省住院费用，安全性也有保障。

靶向治疗：不能完全取代化疗

　　（1）靶向治疗并不适合所有人　虽然分子靶向治疗在部分癌症患者中取得了很好的疗效。但是，分子靶向药物治疗并不适用于每一位癌症患者。例如，表皮生长因子受体酪氨酸激酶抑制剂针对 EGFR 突变的患者有效率可高达 70%，而没有突变的患者有效率不到 5%。而实际临床中，近一半的患者没有基因突变，或是无法进行基因突变检测，并不适合首选分子靶向药物治疗，仍然要采取以化疗为主的治疗方案。可见，靶向治疗虽然对正常组织损害小，但治疗获益人群仅限于某些基因突变的患者。

（2）靶向治疗后期也需进行化疗　即便是接受了分子靶向药物治疗的患者，在经过一定时间的治疗后，也会出现靶向药物耐药而疾病出现进展，这时也需采取化疗来控制疾病进展。例如，存在驱动基因突变的晚期非小细胞肺癌患者仍需化疗。有研究显示，EGFR 基因突变患者在使用表皮生长因子受体酪氨酸激酶抑制剂治疗的基础上，联合化疗可进一步提高疗效，表皮生长因子受体酪氨酸激酶抑制剂与化疗均接受的患者生存期最长（30.39 个月）。因此，即使存在驱动基因突变的患者，化疗也不可随意抛弃，联合治疗才是最佳选择。

90

肿瘤免疫治疗：前景光明

传统免疫疗法：抗肿瘤效果有限或不确定

肿瘤免疫治疗是通过激发和增强人体免疫系统的抗肿瘤能力来发挥杀灭，或抑制肿瘤生长作用的一种肿瘤治疗方法。在临床上，常用的肿瘤免疫治疗有细胞因子与免疫佐剂和细胞免疫疗法。

（1）细胞因子与免疫佐剂细胞因子　常用于肿瘤治疗的细胞因子有干扰素、白介素 −2，这两种药物有肯定的提高免疫功能作用，但除了对少数肿瘤，如黑色素瘤、肾癌有一定的抗肿瘤作用，对多数肿瘤并不能发挥控制肿瘤的作用。常规剂量下副作用不大，主要有发热等感冒样症状。另外，还有多种药物，如卡介苗、左旋咪唑、胸腺肽等免疫佐剂，以及从某些中药或食物中提取的药物，如香菇多糖、人参多糖等均属于非特异性免疫增强剂，这些药物副作用小，均具有增强免疫功能的作用，但抗肿瘤作用有限或不确定。

（2）细胞免疫疗法　肿瘤的细胞免疫治疗先提取人体（自己的或别人的）的免疫细胞，在实验室中进行培养、大量扩增，同时，加一些药物如细胞因子来增强其功能，再输回患者的体内发挥抗肿瘤作用。根据所提取的细胞类型不同，细胞治疗也分多种并不断更新换代，从第一代的 LAK 细胞，到第二代的 CIK、第三代的 DC-CIK 细胞治疗。这些细胞治疗能提高免疫功能、改善患者的体力，但抗肿瘤疗效却不如人意，控制或缩小肿瘤的效果并不明显，能否延长患者的生命也不太确定。

重大进展：两种有前景的免疫新疗法

（1）CAR-T 细胞治疗　CAR-T 细胞治疗全称为"嵌合抗原受体 T 细胞免疫疗法"，实际上是第四代细胞免疫治疗方法。与普通的细胞治疗不同，这种方法在分离出人体的免疫细胞（T 淋巴细胞）后，还要采用基因工程技术给 T 细胞装上一个能识别肿瘤细胞表面抗原、同时能激活 T 细胞以杀死肿瘤细胞的嵌合抗体，在体外扩增后再回输患者体内。这也就相当于给"警察防卫部队"配备了雷达系统，可帮助寻找并发现"敌人"，有助于解决"靶向性"问题。在国外，CAR-T 细胞治疗已在血液肿瘤的治疗中取得了突破性的疗效，但对于实体瘤国内外都处于研究阶段，能否取得疗效，我们拭目以待。

（2）免疫检查点抑制剂　针对肿瘤细胞引起的免疫抑制难题，科学家已找到了部分机制，发现淋巴细胞表面的 CTLA-4 受体、PD-1 受体，称之为免疫检查点。免疫检查点相当于一把"锁"，锁住了"警察"并使其失去了战斗力。找到"锁"以后，科学家又进一步找到了开锁的"钥匙"，开发出了免疫检查点抑制剂，如 CTLA-4 抗体、PD-1/PD-L1 单抗。CTLA-4 抗体在黑色素瘤的治疗中取得成功，疗效明显好于传统的化疗。此后，PD-1/PD-L1 单抗在多种肿瘤的治疗中取得了疗效，部分患者的肿瘤可明显缩小，也延长了部分患者的生命。

CTLA-4 抗体、PD-1/PD-L1 单抗已在国外上市应用，目前主要用于化疗疗效差的肿瘤，如黑色素瘤，或其他肿瘤常规化疗失败以后，将来会被应用于早期与化疗联合、甚至术后应用等多方面的研究，具有很好的前景。国内，PD-1/PD-L1 单抗还处于新药试验阶段，预计在不久的将来将会上市应用。

名家名作：
吴孟超院士谈肝癌治疗

开刀：治疗肝癌的唯一办法（1958 年）

现在肝癌有办法医了。唯一的治疗办法就是开刀，将患癌的肝部分割掉。肝脏是一个很脆而且很容易出血的器官，怎么能够割得下来呢？那不是会出血不停吗？是的，从前的人就是怕肝脏开刀后会出血不停、漏胆汁和化脓等，所以都不敢在肝上动手术；即使有的医生胆子大一些，冒险开刀，可是手术后的死亡率非常高。这主要还是从前的人对肝脏内部的解剖不了解，不知道肝脏可以分成许多肝叶，不了解肝内血管和胆管的来龙去脉，于是盲目地在肝上开刀，当然容易出毛病。可是现在则不然了，经过多方的研究，有了详细的肝内解剖知识，有了抗生素，医生有了高度的技术操作水平，不仅可以作肝叶切除，而且还可以将大部分肝割掉。

未来：治疗肝癌应走综合之路（2001 年）

在治疗上，中医比较强调整体，而西医偏于局部。具体到肝癌的治疗，外科医生切除肿瘤是局部治疗，但未来的治疗应走综合之路，即在不断发展局部治疗，如微创外科的同时，要进一步认识肝癌发生、发展及其机制，识别肝癌的特异性抗原和基因，及时捕捉肝癌早期病变，以期早发现、早诊断、早治疗。

肝癌治疗模式：从"治肝"转变为"治人"（2010 年）

20 世纪 60 年代，绝大多数肝癌被发现时已是晚期，患者只能存活半年左右。70 年代肝脏外科发展起来的初期，肝癌手术后的五年生存率只有 16%。现在呢，借助先进的生化、影像学技术，随着手术技术的革新及其他治疗模式的加入，我们不仅能发现微小肝癌，能切除巨大肝癌，能处理残留灶、转移灶，还能完成肝移植手术、控制术后复发，手术后的 5 年生存率早已超过了 50%。所以，现在我常对患者说："得了癌，不可怕！"

对一位癌症患者来说，有信心、心态好是非常重要的。我们现在的治疗模式，已经从"治肝"转变为"治人"。肿瘤能够治愈，最好；不能治愈，就控制发展，也很好。这就是现在提倡的"与瘤共存"理念。患者们也要有这一认识，在正规治疗的同时，一要调整好心态，不过度治疗；二要定期检查，密切监控病情；三要吃好睡好，保证生活质量。只要控制住肿瘤、不让它掀起大浪，你照样可以很好地生活、工作。

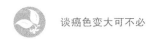

名家名作：

汤钊猷院士谈小肝癌的诊断与治疗

　　原发性肝癌是我国第三位癌症，每年导致 10 万人死亡，全世界每年共有 25 万人死于此症。无论国内国外，其总的 5 年生存率不超过 3%，这是由于多数患者一旦出现症状，肿瘤已经十分巨大，难以治愈。1964 年，国外发现肝癌患者血中可测得甲胎蛋白（AFP），使肝癌的早期发现成为可能。但 1973 年在非洲用于普查，未能证实测定 AFP 有早期发现肝癌的价值。日本 1975 年起有少数发现小肝癌（指直径小于 5 厘米者）的报道，但未见有 5 年生存率的系统总结。美国用 AFP 普查发现的小肝癌至 1983 年才报告 1 例，其他国家尚未见报道。

　　国内自 1971 年起开展 AFP 普查，复旦大学附属中山医院肝癌研究所是最早参加这项工作的单位之一，并坚持开展小肝癌的诊断与治疗工作达十余年，从实践到理论积累了较全面的资料，迄今仍领先于国际水平，这是七十年代以来我国肝癌临床研究最重大的进展之一。小肝癌的诊断和治疗已成为目前和不久的将来，提高肝癌总预后和使肝癌患者得到治愈可能的最主要的方向。

　　（1）要发现小肝癌必须变"等患者"为"找患者"，即在"健康的"肝癌高危人群中进行 AFP 和 / 或超声监测。高危人群是指 40 岁以上，有肝炎史 5 年以上和 / 或乙型肝炎表面抗原（HBsAg）阳性者，其检出率达 501/10 万，为自然人的 34 倍。

　　（2）要诊断小肝癌，还必须改变旧的诊断概念，要在患者没有什么明显不适和同位素检查没有占位性病变的情况下，依靠 AFP、超声波、X 线断层摄影和肝血管造影做出诊断。

　　（3）要治疗小肝癌，须修正某些外科原则。例如，在肝癌合并肝硬化的情况下，多数可以采用局部切除以代替肝叶切除。还有，对切除后出现临床期复发与转移者，宜积极再手术。

总之，只要早期发现和早期切除，肝癌已不再是不治之症，是有治愈可能的。

樊嘉院士谈肝移植

1963 年，美国学者为了治疗肝癌，成功实施了世界上首例肝移植手术，从此打开了人类挑战肝癌的新篇章。目前，世界上存活最久的肝移植患者是一名肝癌患者，当时仅 3 岁，至今已健康地生活了 34 年。在我国，80% 的肝癌患者合并有肝硬化，由于担心残余硬化的肝脏不能维持机体功能，故肝部分切除术常常不能有效地切除肿瘤。再加上，肝硬化是肝癌转移的一个危险因素，肿瘤又可以在肝脏的多个部位生长，因此，肝移植在我国治疗晚期肝癌中有广阔前景。

肝移植手术时，医生将整个癌变的肝脏切除，换上健康无硬化的肝脏，能最大限度降低肿瘤术后复发的机会。肝移植技术的提高，使合并肝硬化的肝癌患者手术后的死亡率并不高于普通肝脏手术，且肝移植术后长期存活者的生活质量明显优于肝部分切除者。统计证实，肝癌患者肝移植术后第一年、第三年、第五年，平均生存率分别为 77%、62% 和 58%。

"上海复旦标准"：第一个符合中国国情的肝癌肝移植标准

复旦大学附属中山医院肝脏外科从 2001 年开展肝移植以来，已实施 2 000 余例手术，其中肝癌患者约占 65%。2006 年，樊嘉院士率先在国内提出了符合中国国情的肝癌肝移植标准——"上海复旦标准",即单发肿瘤直径 ≤ 9 厘米;或多发肿瘤 ≤ 3 个,且最大肿瘤直径 ≤ 5 厘米,全部肿瘤直径总和 ≤ 9 厘米,无大血管侵犯、淋巴结转移及肝外转移。"上海复旦标准"扩大了肝癌肝移植适应证的范围,且未降低术后总体生存率及无瘤生存率,使肝移植能够造福于更多肝癌患者。中山医院肝脏外科肝癌肝移植 5 年生存率 80%,无瘤生存率 81%,达到国际领先水平,第 1 例肝癌肝移植患者迄今已健康生存 16 年余,第 1 例活体供肝移植肝癌患者也健康生存 15 年余。针对肝癌肝移植术后肿瘤复发的问题,在肝移植术前、术中和术后积极采取抗复发转移措施,在发生复发、转移后实行多模式综合治疗及靶向治疗,可以更好地延长患者的生存期。

康复篇

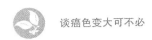

不要盲目依赖"抗癌"
食品、保健品

抗癌食品是指对癌症的发生有一定预防作用的食品，概念比较宽泛。十字花科植物（大蒜、花椰菜等）有一定的预防保健作用，其他还有一些物质正在被研究确认是否具备预防癌症的功能。但是，预防癌症不同于治疗癌症。用于预防的抗癌食品是针对健康人群的，对于已经患癌症的患者，吃再多的"抗癌"食品也无济于事。

至于保健品，与抗癌治疗方法及抗癌药物也有着本质的区别。保健品仅仅是具有一定功能的食品，且不能用于治疗疾病。因此，患者千万不能舍本求末，祈求用保健品来代替治疗癌症的药品。那么，保健品是否不宜给癌症患者吃呢？不尽然。通常，癌症患者需要接受多种治疗手段，经历多个治疗阶段。在不同的疾病状态和不同的治疗阶段适当给予保健品，对于提高患者身体抵抗力，改善症状，还是有一定帮助的。

使用宜"精"不宜杂

基础饮食是癌症患者最重要的食品，应当保证癌症患者有足量、均衡的膳食，服用保健品不能影响进食一般的食物。即使患者食欲好，能同时服用两三种乃至更多的保健品，也要考虑不同保健品之间的相互作用。目前，医学界对于两种以上的保健品的交互作用还缺乏系统的研究，在同时服用多种保健品这个问题上，患者应当采取谨慎的态度。

根据病情选用保健品

通常，早期癌症患者，正气尚充足，仅仅是手术、化疗等治疗手段损伤正气，只要稍稍补益气血就可以了，可以在术后少量服用一点人参，或枸杞，或虫草。中晚期癌症患者，由于反复手术或放化疗，正气不足，出现各种各样症状，以选择缓解症状的保健品为宜，兼顾给予一些扶助正气的保健品。晚期癌症患者，肿瘤日益消耗正气，病邪炽盛，出现各种极端症状，可以选择一些针对症状的保健品，以缓解症状，提高生活质量。例如，晚期患者发热后口渴难耐，可以进食西洋参，以生津止渴；兼有食欲不振，可以嚼食山楂饼，以生津开胃。

选用"传统"保健品

近年来，国内外出现大量新型保健品，由于采用的原材料不同，制剂工艺差异，质量参差不齐，更为重要的是，上市时间不长，还需要经历实践的检验，给癌症患者服用应当慎重。我国传统的保健品，如人参、八珍膏等已经使用了上千年的时间，可以说，它们是一些经得起时间检验的保健品，实际应用在癌症患者身上比较安全、可靠，因此，癌症患者可以适当选用。

结合家庭经济状况

有的患者认为，价钱越贵的保健品，抗癌功能越强大，这是认识误区，并不是价格昂贵的保健品，"功能"就强大。只要依照上述原则合理选择，都能起到辅助癌症患者康复的作用。例如，早期癌症患者术后需要选一点补气的保健品，可以结合自身家庭经济条件，依次考虑野山人参、园参、党参，价格或许相差千倍以上，但是，都能起到补气的作用。

92

切莫到处打听"偏方、验方"

在临床上，我经常遇到患者或患者家属向我咨询，网络上盛传的红枣、铁树叶、半枝莲、白花蛇舌草这样治疗癌症的小偏方，或是食用蟾蜍皮这样的奇方，甚至还有人采用中药黄药子治疗甲状腺肿瘤，采用中药木鳖子治疗晚期肝癌。前两个偏方，药性均偏寒凉，虽说动物实验均证明有抗肿瘤的疗效，但一味地清热解毒，久而久之，则会伤及脾胃，最后肿瘤不除，反而损伤人体正气，身体更虚。黄药子、木鳖子短时间内应用可能使肿瘤病灶缩小，但是离开了医生的指导，或长期应用则会出现肝功能损害等副作用。我曾遇到一位前列腺癌患者自行服用蟾蜍皮，结果出现喉头水肿过敏现象，所幸救治及时，没有产生严重后果。

事实上，偏方、验方、奇方大多来自我国民间中医药的经验方药。"偏方"，即单方验方，指药味不多，对某些病证具有独特疗效的方剂；"验方"，不是古代医书上的流传方，而是没有经过论证，但是临床却有疗效的，一般是民间的方子；验方和偏方有些相似。"奇方"，是指单味药或药味合于单数的方剂。偏方、验方对个别患者有特殊疗效，因此，民间每遇疑难杂症求助于此的便大有人在。还有一些偏方、验方在临床应用已经取得了较好的疗效，如抗肿瘤的化学药物紫杉醇是从红豆杉中提取的，华蟾素注射液是取自蟾蜍的有效成分等。

然而，偏方、验方、奇方终究有"金子"也有"垃圾"，有的甚至是有毒之品。有人"撞对了路"，也有人"治丢了命"。由于偏方、验方、奇方来源于民间，中医理论阐释不全，常以故事形式传播，或在家族局部流传，有一定的传奇色彩，也可能夸大了疗效。所以，对待治癌的偏方、奇方、验方，大家更需要带着"批判"的眼光去甄别，慎重使用。毕竟，中医看病是讲究"望、闻、问、切"四诊合参来判断病机和证候的。假如患者不通过辨证，也不请教中医师，自行尝试偏方、验方、奇方，那么，有的人吃了有效，有的人吃了没效，还有的人吃了反而病情加重。用中医的行话讲："方不对证"。用通俗的话讲，中医看病是"一把钥匙开一把锁"，而不是"一把钥匙开所有的锁"。偏方、验方、奇方可能会使患者错失治疗时机，甚至导致疾病加重。

总之，偏方、验方、奇方不能随便吃，即使是同一种病，中医也有很多分型，各型治疗用药都不同，所谓的"同病异治"。所以，中医药治疗最好在中医师的指导下，根据临床表里、寒热、虚实等证候表现，因人制宜，选择合适的方药，而且要定期随访，根据证候的变化，及时调整处方。

93

别轻信"医托""治愈"

俗话说"病急乱投医"。不少患者和家属在被晚期癌症缠身时，往往会丧失一个人基本的理智和防御能力，不是在求医路上被那些过分热心的"医托"欺骗，就是被哪些"突破""攻克""临床治愈"癌症的骗术蒙蔽，在失去金钱的同时，也失去了疾病最佳治疗时机，甚至失去了生命。

热心"病友"不可信

关于医院"医托"的问题，已不是什么新鲜话题。但是，遭受"医托"伤害的患者并没有由此减少，尤其是癌症患者，治癌心切，致使"医托"乘虚而入进行诈骗。"医托"大多很"热情"，其最常见的骗人方法是"同病相怜"。无论患者说患什么癌，他们竟然都"刚好"和患者同患这种癌。然后，大说特说自己求医的"亲身经历"，告诉患者这种癌有多难治，后来找到"某专家"治愈了，通过各种感人的病愈历程，让患者信以为真。最后，哄骗患者在"某专家"处购买一大堆药或保健品，不仅浪费金钱，而且耽误正规治疗。

面对"医托""亲身经历"的招数，患者和家属不能轻易相信。世界上哪有那么"巧"的事情，你患什么癌，他就患什么癌？还能"治愈"？更何况，当前社会上存在利用患者治癌心切的心理卖假药的骗子大有人在，癌症患者更应提高警惕。就医时，不要轻信那些在医院内遇到的推荐到别处看病的"热心人"，即使不幸中了"医托"的骗招，也不要急着付钱、买药，可以多方打听虚实后再做决定。一般地说，正规医院都有导医台，有问题可以咨询护士。

癌症尚不能"治愈"

目前，癌症尚属难治之症，所谓"突破""攻克""临床治愈"癌症等，都是各种坑人钱财的骗术，是利用患者和家属治癌心切，又缺乏足够的医学知识，以致饥不择食而乱投医的心理。而"个案"有效也不可全信。临床证实，某种疗法或某种单方、验方只有成功的"个案"报告，而无成组病例的疗效，就不能认为此种疗效或药物是有效的。尤其当今假冒伪劣商品充斥市场，自己封为"教授、专家"而同行中并不知其名者大有人在，正如一些伪劣产品，贴上名牌商标一样。所以，患者不能抱有侥幸心理加以轻信。

此外，患者还要对一些"权威"保持高度警惕，如"某肿瘤科研单位的实验数据"，"某著名肿瘤专家的肯定意见"，甚至"有权威肿瘤人士参加的新闻发布会"，鼓动人心的"肿瘤老军医"免费义诊等，这些打着"实验数据、专家义诊"等的幌子，往往是诱骗患者购买药品、保健品的骗术，上当受害者不计其数。

94

不要过度盲从"忌口"

"饥饿"疗法：缺乏根据，不可相信

在临床工作中，我们经常遇到肿瘤患者询问："需不需要忌口？怎么忌口？"。甚至有患者认为，吃得好，肿瘤吸收了营养后长得更快。于是，患者严格忌口，鸡、鸭、鱼所有肉类都不吃，想通过只吃素食"饿死肿瘤"。事实上，这种通过饿肚子的"饥饿疗法"毫无科学根据，非常危险，得不偿失。当然，如果能通过现代科学的方法切断通往肿瘤的血管，对肿瘤本身施以"饥饿疗法"，而对全身进行科学合理的营养治疗，则另当别论。

通常，手术后的患者，特别是肿瘤患者往往身体虚弱、免疫力低下，正是需要摄入能量及营养素的关键时刻。此时，盲目的忌口往往使蛋白质、脂肪、糖以及维生素等摄入不足，易致营养不良、伤口经久不愈、继发感染、恶病质等严重并发症而使后续的抗肿瘤治疗愈加困难，甚至可能加速肿瘤复发或转移。但是，在民间或某些"江湖郎中"的口中，"忌口"被任意夸大，造成了不小的混乱，患者被引向了歧途和迷宫。笔者曾遇到过一位乳腺癌术后的患者，手术很成功，术后却常感乏力、精神萎靡、面色苍白，医院就诊未发现任何复发或转移。仔细询问后，患者才拿出一张列满所谓"发物"的单子，看完发现该患者可食用的食物真是寥寥无几。这类患者走了极端——过度、盲目的忌口。

——— 患者：合理营养，增强体力

那么，肿瘤患者究竟该如何忌口及补充营养呢？上海市名中医于尔辛教授在他的《餐桌上的抗癌食品》中提道："根据传统理论以及辨证论治，癌症患者在治疗期间和康复时，会出现多种辨证类型，不同的辨证类型，应该有不同的忌口和适宜的食品范围，忌口应该'个体化'。此外，根据中医理论，忌口又不是绝对的，因为'胃以喜为补'和治疗时'顾及胃气'是中医治疗的重要原则"。由此可见，忌口不能绝对化，同样需要个体化。特别是对于肿瘤患者来说，若长期忌口，禁食的种类又多，则不能保持人体正常所需营养的摄入，反而降低了人体的抵抗力，对肿瘤康复不利。因此，患者应在医生指导下，合理有效增加营养食物的摄入，以免营养缺乏。

一般地说，肿瘤患者的营养需求包括日常基本营养需要和因肿瘤生长消耗所需增加的营养需要，所以各种营养素的供给量要高于推荐量。肿瘤患者宜多食用新鲜蔬菜、水果、奶类、豆制品及蘑菇、银耳、黑木耳、薏米等；多饮茶，尤其是绿茶，能阻止致癌物质亚硝胺在体内的合成和防止亚硝胺致瘤；戒烟限酒；满足机体对矿物质和微量元素的摄入量（如动物肝、肾、蛋、豆类、芝麻等硒含量丰富）。此外，在放化疗期间，因为需要消耗大量能量及营养素，患者更需要通过饮食及营养素的合理调配来提高免疫力，如此，才能更好地对抗肿瘤。

95

中医治癌并非多多益善

在一些癌症患者的床头柜上，抗癌中成药成堆，有在医院里配的，有听人介绍自行在药房买的，有参加讲座后免费赠送的。他们误以为中药越多、价格越高，才是好药。其实，中药治癌多多益善，有悖中医治癌原则，必须引起癌症患者的重视。

（1）扶正祛邪　癌症患者的癌块虽然长在局部，如胃、肝、肺、乳腺、卵巢等部位，但它是整体疾病的局部表现。因此，中医认为，癌症是正不胜邪，正虚邪盛，而单用清热解毒药、以毒攻毒药来祛邪，或单用人参、西洋参、灵芝等药来扶正，均难以解决正虚邪盛这一病理状态。

（2）分析标本　标多为邪，从中医角度有湿、热、瘀等表现。湿常见于呕吐、恶心、浮肿、舌苔厚腻；热常见口干、便干、尿赤、舌边尖红等；瘀常见疼痛固定、肿块、舌质青紫、正下脉粗黑。本指正气，正气虚又可分为气虚、血虚、阴虚、阳虚等，它们各有其证候。气虚选用人参、黄芪，血虚选用当归、白芍，阴虚选用生地、沙参、枸杞子，阳虚选用仙灵脾、肉苁蓉等。绝大多数癌症患者均正虚与邪盛并存，只是不同的患者邪正之间的偏重有所不同。因此，必须通过辨证，了解患者邪正的偏重后，再增减扶正祛邪药。而抗癌中成药，包括单方、验方、秘方等均以不变应万变，是很难取得好的疗效的。

（3）同病异治　同病即指同一种疾病，如肝癌，西医治疗方法及用药可以相同，但中药不行。中医辨证将肝癌分好几种证型，如气滞血瘀型、脾气虚弱型、气阴两虚型，中医用药必须辨证处方，辨证错了，效果必差，甚至引起不良反应。因此，使用中药汤剂，必须望问闻切，看舌象，搭脉象，才能处方，那种一张处方或秘方多人使用，即使是同一种疾病也是不妥当的。

（4）因人制宜　同样是乳腺癌，由于年龄、体质的差异，有否高血压、糖尿病、心血管病等合并症，中药处方是完全不同的，如服用地冬合剂（六味中药），不同的乳腺癌患者必须在地冬合剂基础上进行加减。此外，中医处方讲究君臣佐使，讲究配伍，药味太多未必能增效。一般抗癌中药处方 10~12 味药，一剂总剂量 200 克左右，煎煮不难。

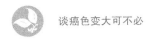
几十年的临床实践已经证明，服用抗癌中药贵在辨证处方，坚持数年，而不在多多益善。

仙草"灵芝"，不是治癌"神"药

灵芝属于众多抗癌保健品中的一种，它同其他保健品一样，都具有一定的保健"功效"，但这种功效并非"药效"。"功效"与"药效"，虽然只有一字之差，但对癌症患者的作用却完全不同。因为凡是药品均须经严格的人体试验证实，不但要有肯定的治疗效果，而且只能允许有限的人体可忍受的副作用，同时要求质量稳定，三者缺一不可。而功能性保健品，只要经各种实验室试验及动物体内试验证明具有某种调节机体的功能即可。如灵芝孢子粉对动物移植性肿瘤的抑制率大约在 30%，如果据此即认为灵芝孢子粉对肿瘤有治疗功能，甚至被奉为治癌的灵丹妙药，结论显然是否定的。第一，动物与人类存在种族差异，动物即使移植的是人类的肿瘤，实验的结果也只是提示一种可能，而不能得出对人体肿瘤有效的结论。第二，移植性肿瘤有异于自发的肿瘤，两者生物学特征很不相同，而用作实验的均是移植性肿瘤，即使移植的是人类的癌细胞，也须移植于免疫功能低下的特殊实验动物身上才能成功，而人类的癌症无一不是自发的。第三，动物实验的剂量普遍偏大，而临床应用的剂量远较此为低。

事实上，各种冠以具有"抑癌生长""增强免疫""防治放化疗副作用"等曾被广为宣传又被广大癌症患者寄予厚望的"治癌"保健品，如中华鳖精、三株赋新康、鲨鱼软骨粉等均经广大癌症患者的实践而由盛转衰，难以持久，一般历时两年，就会在市场上销声匿迹。灵芝孢子粉以其"仙草"

优势，深入人心，大有后来居上之势，能否持久，创造奇迹，人们可拭目以待。

当然，抗癌保健品并不是一无是处。各类凡经卫生行政部门批准的，过去所谓"健"字号的保健品，虽不具有治疗疾病的作用，但也不是验方偏方，更不是野药，虽无药效但对人体还是有一定帮助的。只是切忌将此误认为治癌良药，更不可过高地估计其治癌疗效，而影响正规抗癌治疗。临床实践中屡见某些癌症患者，因偏信此类误导性宣传，将原拟治癌的钱财大量地购买各种抗癌保健品，乃至发现无效，再欲就医作正规治疗时，已囊中羞涩，无以为继了。

21世纪后，癌症治疗的观念正在发生变化，除了追求治愈率及生存期外，更注重生活质量的提高，药物治疗也从"相对非特异性的杀伤性治疗"逐渐向"多靶位治疗"转变。"带癌生存"的观点，正在被更多的人所接受。因此，如在各种可治愈性癌症的治疗间歇期，各种有效治疗结束后的随访期，或在已不能治愈的癌症晚期，适当应用抗癌保健品，是有助于防止复发或提高患者生存质量，减轻痛苦，延长生存期的。

97

谨慎网购、国外代购抗癌药

对于罹患癌症的患者来讲，寻医问药是最正常不过的事。以前，寻医问药的途径大多是患者到医院看病、医生处方、药房拿药的传统方式。现如今，寻医问药的途径、范围正在悄然发生变化，许多人不是在网络上购买药物，就是托亲戚朋友到国外代购药物，尤其是代购"抗癌药"的现象越来越普遍，其结果却是"几家欢喜几家愁"。

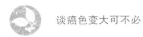

"代购"抗癌药愈演愈烈

国外代购抗癌药之所以从无到有并呈现增长趋势，首先是因为当今高度信息化时代，信息传播速度快，信息量大，即便是非医学专业人员也可以通过网络、电视、电话等各种渠道获得最新的药物信息。更为重要的是，近年来，随着分子生物学研究的不断深入，抗癌药进展十分迅速，特别是各种新型有效的靶向治疗药物的不断涌现，给癌症患者带来了新希望。而相对于国内来说，这些新型的靶向治疗药物在欧美国家或港澳地区"上市"通常早于内地（存在时间差），治病救人刻不容缓，于是，国外和港澳求购抗癌药成为唯一途径。另外，即便是已经上市的某些新药、特药，往往不能进入"医保"范围，国内价格又大多高于国外和港澳（存在价格差），国外和港澳求购药物既能减轻经济压力，又能缓解患者的痛苦，所以，托亲戚朋友国外和港澳代购抗癌药的趋势愈演愈烈。

代购抗癌药存在"风险"

虽然说托亲戚朋友国外和港澳代购抗癌药能够解决一些患者的燃眉之急，但是，这种代购方式常常会隐含各种风险，甚至会遭遇很多麻烦。药品毕竟有别于普通商品，关系到患者的生存健康，这决定了药品市场有其自身的特殊性，尤其是抗癌药多为处方药，不同的国家和地区购药的具体要求、流程也不尽相同。再则，抗癌药品种繁多，某些药物有严格的适应证。例如，克唑替尼适用于 ALK 基因突变的肺癌患者；易瑞沙、特罗凯的获益人群为 EGFR 基因突变的肺癌患者。

其实，除了"药不对症"之外，国外代购抗癌药的最大风险是买到假药、劣药，患者不仅损失不菲的金钱，更重要的是丧失了治疗的最佳时期。有患者家属托人到某东南亚国家购买价格约为正规进口药品 1/10 的"抗癌药"，当时，医生曾劝导他们不要贪图便宜随意购买抗癌药，可家属没有理会，结果，用药后不但无效，反而产生严重不良反应。此后，家属将药品送有关部门检测，确认为假药、劣药，家属后悔不已。

此外，需要注意的是，现在网络上热销的"进口""抗癌药"很多，其中鱼龙混杂，一些仅是1元钱的"润喉片"却变身成6000元的进口"抗癌药"，大家难辨真假，风险也很大，需要警惕。

98

疼痛发生后，不必咬牙"忍痛"

疼痛是机体对损伤组织或潜在的损伤产生的一种不愉快的反应，是一种复杂的生理心理活动，是晚期癌症患者的主要症状之一。统计表明，晚期癌症患者疼痛发生率占70%，其中30%患者为难以忍受的剧烈疼痛，药物治疗是癌痛姑息治疗的首选，可使90%的患者得以缓解。然而在临床上，拼命"忍痛"，不敢用止痛药，更不敢用任何麻醉性镇痛药的癌症患者，并非少数。

"忍痛"有害无益

疼痛感觉是人体与生俱来的保持性防御机制，警示机体避开外在疼痛刺激。但是，对癌症患者来说，持续存在的慢性疼痛就不再是保护防御反应，而是严重干扰生活质量的痛苦。疼痛的痛苦感受导致患者出现抑郁、焦虑、失眠、恐惧等心理精神上的改变，严重影响他们的活动能力、生活生理能力及与他人的正常交往能力。疼痛的恶性刺激，还可引起心血管循环系统、呼吸系统、消化系统、凝血功能、内分泌功能、神经心理系统并

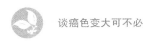

发症。有些严重的并发症甚至可能是致命的，如心肌梗死、高血压、脑出血等。

疼痛发生后，癌症患者应采取合理的止痛治疗。因为"忍痛"不仅直接导致痛苦，而且还有演变成难治性疼痛的危险。从发病机制看，初期的急性疼痛大多是伤害感受性疼痛，经久不治的疼痛，将恶性刺激导致疼痛机制向神经病理性疼痛的转化，表现为疼痛过敏、疼痛异常、自发性疼痛等一系列神经病理性疼痛的变化。例如，轻轻触碰就会诱发剧烈疼痛，或不同于麻木样疼痛、放电样疼痛等异样疼痛，或伤口愈合后，仍然有自发性疼痛。当急性疼痛迁延成这些难治疗性疼痛的时候，欲控制疼痛往往需要更强的止痛药、更大的剂量、更复杂的止痛治疗方案，以及承担更多的用药不良反应风险。

克服"上瘾"恐惧

目前，控制癌症疼痛的方法多种多样，药物止痛治疗是癌痛治疗的基本方法，可用于不同病期的癌症患者。药物止痛治疗并不排斥其他有效的止痛治疗方法。例如，当抗癌治疗可能获益和耐受时，积极抗癌可能控制疾病并缓解疼痛。但对于晚期癌症患者，尤其是终末期，药物止痛治疗可能是唯一可能获益，甚至唯一可能耐受的止痛治疗方法。而在止痛药物中，麻醉性疼痛药，即吗啡等阿片类止痛药，具有不可取代的地位。相比较于非甾体类止痛药，麻醉性镇痛药不仅止痛作用强，而且长期用药不会引起消化道溃疡、肝脏毒性及肾毒性。

需要注意的是，麻醉性镇痛药是"双刃剑"，合理用药安全有效，滥用则可能"上瘾"。所谓"上瘾"是医学术语所指药物的精神依赖性。一般地说，"上瘾"仅发生于未按医疗原则的滥用药物。例如，非法注射海洛因等毒品。然而，在医生指导下，遵循合理用药的基本原则，不仅能有效、方便、经济、安全控制疼痛，而且能避免发生用药"上瘾"等不良后果。例如，相对于静脉或肌内注射而言，口服途径给药，可以避免血药浓度突然上升所致的"上瘾"般的欣快感；按时给药，可以维持理想止痛治疗所需的血药浓度，避免疼痛反复发作所致的痛苦及情绪低落。

99

不要如临大敌，一味"圈养"

许多癌症患者在被确诊患癌后，心态都会发生很大的变化，认为自己得了癌症，就成了"弱者"，处处小心翼翼。即便曾经是身材魁梧的运动员，现在也只想往床上一躺，被子一盖，等着家人服侍，好吃好喝，以为"养病"就是被家人养着，其他啥也不用做。体育锻炼更是成为一种会让患者身体吃不消，不利于"养病"的活动而被限制。实际上，患癌后那么一味"养着"，存在不少隐患，不但不利于癌症康复，甚至还会起到负面影响。

经常锻炼，适当"放养"

那么，经常锻炼对癌症康复有哪些益处？首先，锻炼身体可以为患者带来更多的"供氧"。要知道，缺氧可是致癌的因素之一。诺贝尔奖获得者瓦鲁特博士认为，癌细胞易在缺氧细胞中繁殖。吸氧可以增强人体细胞、组织和器官的新陈代谢，增强各器官功能，提高人体免疫力，而体育锻炼是提高"供氧"的最好方法。有人分析，慢跑后每天获得氧供给比平时多8倍。其次，通过锻炼可以排出人体各种毒素。癌症患者，特别是接受放化疗的患者，在治疗过程中，体内容易累积毒素，而体育锻炼可以使人出汗，把体内的铅、锶、铍等毒素排出，并能提高人体制造白细胞的能力。

再次，体育锻炼可以帮助患者保持良好的心情。试想在阳光明媚的早晨，呼吸着新鲜空气，在体育锻炼的过程中，敞开内心世界，体会融入自然的感受，这会让人多么愉悦。相比之下，躺在床上，整天胡思乱想，这两种心境有多大的区别，而哪一个更有利于癌症康复？患者都会做出正确的选择。最后，体育锻炼还能改善心肺功能、消化功能和神经系统功能，提高机体对外界刺激的适应能力，解除患者大脑皮层的紧张和焦虑，有助于休息和睡眠。

病情不同，方法有别

当然，癌症患者毕竟有别于健康人，采取体育锻炼的方法也有别于健康人。癌症本身对机体就是一种消耗，癌症导致的血液黏稠度上升会引起血管意外发生率上升，而接受手术、化疗、放疗等后，也会降低患者身体抵抗力。因此，患者不适宜选择运动量大、对抗性强的运动，而适宜选择一些运动量小，力度可控，对身心放松有益的运动，如散步、慢跑、太极拳等。也可以根据自己的具体情况，选择具有针对性的锻炼方法。例如，肺癌患者经过手术切除或放化疗之后，患者大多有不同程度的肺功能下降，锻炼项目的选择应以恢复或增强肺功能为目的，锻炼方式主要有吹气球和腹式呼吸。乳腺癌患者在手术后会出现患侧上肢运动受限，术后早期进行肢体功能锻炼可使患侧肢体的关节、肌肉尽快恢复功能。

在运动过程中，患者要善于自我观察，防止出现不良反应。在经过一段时间的规律性体育锻炼之后，还要复查身体，进一步调整锻炼方法，找到最佳锻炼方案。注意，如果癌症患者体温升高，癌症病情复发，骨骼疼痛，皮肤、口腔等部位出现出血倾向，白细胞低于正常值等，此时，最好暂停体育锻炼，以免发生意外。

100

家属切忌过度关怀、过分"宠爱"

大多数家属在得悉亲人患癌后，心理上常常受到极大的震动和刺激，常常会不断地向患者表达"爱"以及表达"支持和鼓励"，小到洗脸、梳头，大到洗澡、洗衣服等，一切事物，家属都大包、大揽在自己身上。总觉得，一切事情都替患者做好了，就是对患者强有力的支持，自身的心理也会得到满足和"安慰"。

应该说，日常生活全部代劳的"贴身保姆"，在住院期间或许可以算得上是对患者的关怀和体贴，然而，出院以后如果仍然按照这种照顾方式安排患者的生活，无疑会降低患者生活的积极性，并令其产生"无力和无用感"。患者有对自身健康负责的需要，家人往往因为担心患者出现乏力等症状替患者处理所有的事情。事实上，这种帮助是将患者无情的孤立起来，甚至剥夺了作为家庭一员的某些权利。正确的做法是鼓励患者自己照顾自己，料理家里的一些事情，比如做一些力所能及的家务，打理院子里的花花草草，参与家庭的决策等。患者会在主动参与到家庭活动的过程中激发对生活的热情，从而增加面对疾病的信心。对于他不依靠别人的生活自理行动，家属要给以支持和鼓励，比如称赞患者"都能做家务了，身体状况恢复的真快"。

除了让他们吃好、休息好，对他们的生活无微不至的关怀外，用心沟通、共渡难关也很重要。如果我们仅仅替患者做很多事情，却疏忽对患者表达关心和鼓励，会让此时十分敏感的患者产生家人不理解自己、不关心自己的想法。家属应注意在心理上对患者的支持和在精神上对患者的安慰。家人要经常和患者聊天，交流感情，沟通思想，让患者感到家人的关注和关心，患者有什么愿望也可以尽情地表达出来。有效的沟通不仅能够增加相互的理解和包容，还能提高家庭的凝聚力。

总之，家人过分"宠爱"患者的动机和出发点是好的，但结果可能适得其反，可能阻碍患者的康复或生活质量的提高。因此，支持患者的最好方法，是体谅患者的想法，鼓励他们掌握自己的命运，恢复正常生活，而不是包办和代替一切。